劳动模范是

民族的精英

人民的楷模

是共和国的功臣

劳模精神

爱岗敬业　争创一流

艰苦奋斗　勇于创新

淡泊名利　甘于奉献

慢性筋骨病多来源于生活，常伴随着人的一生。理解并运用本书所倡导的"筋骨养护"的理念会让我们摆脱长期腰痛的困扰。对疾病的认知既可以让我们更好地预防，摆脱焦虑，也能让我们在选择治疗时从容淡定。

捉 腰 记

郑移兵 著

——腰痛的自我预防与保守治疗

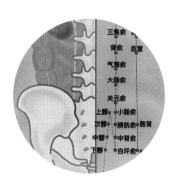

中国中医药出版社
·北 京·

图书在版编目（CIP）数据

捉腰记：腰痛的自我预防与保守治疗 / 郑移兵著 . — 北京：
中国中医药出版社 , 2020.7（2021.11 重印）
ISBN 978-7-5132- 5903 -3

Ⅰ . ①捉⋯ Ⅱ . ①郑⋯ Ⅲ . ①腰腿痛—中医治疗法
Ⅳ . ① R274.915

中国版本图书馆 CIP 数据核字（2019）第 276124 号

中国中医药出版社出版

北京经济技术开发区科创十三街 31 号院二区 8 号楼
邮政编码　100176
传真　010-64405721
河北省武强县画业有限责任公司印刷
各地新华书店经销

开本 710×1000　1/16　印张 7.75　字数 106 千字
2020 年 7 月第 1 版　2021 年 11 月第 2 次印刷
书号　ISBN 978-7-5132-5903-3

定价　68.00 元
网址　www.cptcm.com

服 务 热 线　010-64405510
购 书 热 线　010-89535836
维 权 打 假　010-64405753

微信服务号　zgzyycbs
微商城网址　https://kdt.im/LIdUGr
官 方 微 博　http://e.weibo.com/cptcm
天猫旗舰店网址　https://zgzyycbs.tmall.com

如有印装质量问题请与本社出版部联系（010-64405510）

鲍　序

　　筋骨病非常常见，它多来源于工作生活中的慢性劳损，与许多不良生活习惯密切相关，尤其现代电子产品如手机、电脑等在人们生活工作中的广泛普及与应用，随即出现了现代病，如伏案病、电脑腕等，更使得诸如腰椎间盘突出、颈椎病等筋骨病的发病日趋年轻化，发病人数急剧增加。这些疾病在早期进行合理干预是完全可以预防的，即使患病了，通过适当的保守治疗方法多数患者也是完全可以康复的，但这些预防和治疗的方法却不为大众所熟知。虽然人们获取信息的渠道越来越多，但从另一方面反而使我们变得更加迷茫，无法甄别信息的可靠性，尤其是对于医疗这样一个需要多年学习和临床的专业领域而言，普通大众常常会被误导，因此经验丰富的临床医师的指导就显得更为重要。

　　郑移兵医师是一名有着十多年临诊经验的骨伤科专家，也是我的学生。他有着敏锐的洞察力和严谨的治学态度，在长期的临床中发现病人的"自我认知"在筋骨病的预防和治疗中的重要性。对于这些疾病的防控，仅靠医生的治疗远远不够，需要医患的配合，大众需要意识到这些疾病的形成与我们的工作、生活密切相关，合理规避，才能远离这些疾病。郑移兵医师能够利用紧张工作外的闲余时间，将他的临诊经验以对话的方式，采用通俗真挚的语言、图文并茂的形式写成《捉腰记——腰痛的自我预防与保守治疗》这本科普小书，撰写者用情之真、用心之善，必在读者所取用之后有所彰显。

这本书能够帮助大众增强对腰痛的认识，从而进行合理的康复，书中所提到的预防和治疗方法简单实用，长期坚持会取得很好的效果。本书同时对一些腰痛患者关心的检查和治疗方法进行了说明，能够帮助大家建立合理的就诊理念。本书中的建议都来源于临床，植根于生活，都是实实在在的真言良语。郑移兵医师作为一名经验丰富的青年专家，能够以专业的精神做健康普及的工作，作为他的老师，我认为他的这本书非常值得推荐，故为之序！

全国基层名老中医传承工作室传承人　鲍树仁

2020 年 2 月

闫　序

　　腰痛症是人们日常生活中十分常见的健康问题，也是伤科临床中的常见病、多发病，如果处理不当，迁延不愈，最终会发展为难治病，甚至遗留严重的后遗症，降低患者的生活质量。遗憾的是，现代医学对腰痛的成因和处理策略尚无统一的认知。主流医学体系下，腰痛症的处理大致分为保守治疗和手术治疗，并且具有手术治疗的倾向性。近几年，手术技术的飞速发展有目共睹，对于确实需要手术治疗的患者而言，是一大福音，但是，存在手术指征把握不严谨的情况。在我的伤科临床中，经常会遇到一些被建议手术的腰痛患者，经过手法治疗后取得了满意的疗效。因此，解答如何让医生和患者走出认知误区的这个问题，是和发展治疗手段同等重要的事情。

　　本书以科学严谨而又通俗易懂的方式为我们给出了一个答案。作者是一位有着多年治疗经验的临床医生，他从专业角度为我们呈现了几种常见腰痛的情形，从诊断到治疗，从预防到康复，甚至就诊的方式方法，都结合临床实际，表达了鲜明的观点，而其深入浅出的表达方式，对临床医生而言具有极大的参考价值，对患者则具有很强的指导意义，这是一本实用性很强的书。

　　《黄帝内经》云："圣人不治已病，治未病。""治未病"是中医的鲜明特色，在腰痛症的防治中，中医伤科理应扮演重要角色。相较于现代西方医学对治疗手段的极度发展，中医的特点在于拥有厚重的文化底蕴，对疾病的发生发展有着更加朴实更加贴合实际的认知。因此，中医伤科的发展应该扬长避短，将重心放在常见病、多发病上面，然后才是随之而来的难治病，诊断上因清理明，治疗时求本溯源。如此发展，相信中医作为"上医"引领潮流的那天终会到来，在此与各位中医同仁共勉。

北京中医骨伤医学研究会会长　闫喜换

2020 年 2 月

前　言

腰痛是普遍性的健康问题，它与很多因素相关。

临床工作十余年，我几乎每天都会诊治不同的腰痛患者，各年龄段、各种职业、各种受伤因素的患者都能遇到，但总体变化的趋势是发病年龄越来越年轻，手术患者也越来越年轻。随着所诊治的腰痛患者越来越多，我所积累的临床经验也相对丰富起来。

我深刻地认识到，绝大多数患者缺乏对腰痛的了解，不了解它的病因，也不知道如何预防；有的患者看似了解，其实多是道听途说，谬论多多。如果真的得了病，也不知道如何治疗，找谁治疗；各种宣传治疗腰痛的方法很多，但却不知道哪些有效，哪些没效，更不知道如何选择。许多腰痛的患者辗转于多家医院仍腰痛不止；有的患者逐渐失去信心，产生了焦虑；有的患者花费巨大，但并未解决什么问题，从而对医生产生严重的不信任感……这些情况都是我在临床中常常见到的。

腰痛，并不简单，它是困扰许多人的问题，甚至是终生存在的问题。腰痛，也并不复杂，只要掌握防治的方法，多数情况下都能避免。但我们始终强调一点：预防腰痛的重要性甚于对腰痛的治疗。本书在全新的理念指导下，推荐了很多实用的预防腰痛的方法，只要长期坚持，一定大有裨益。同时对于诊断明确的腰痛患者，我们认为多数都能通过综合保守治疗的方法获得满意的临床疗效，虽然仍有部分腰痛的患者需要接受手术等有创操作，但这仅仅是腰痛患者中的极少部分。

让腰痛患者了解这一疾病并选择适合自己的治疗方法是非常重要的。在临床工作中，受限于条件，面对面看病的时间很短，很难将这一重要的问题讲清楚，而这恰恰是我们预防腰痛最需要了解的部分。只有了解腰痛的由来、特点，才能够更好地配合治疗，更好地自我保健，即知己知彼，百战不殆。

在书中我以临床医生的视角，以实际案例，深入浅出地讲解，让大家感受到面对面地交流，内容侧重于腰痛的预防与保守治疗，希望能让您有所获益。

本书的编写得到了我的恩师鲍树仁、阎喜换老师的鼓励和支持，我的同事谢克波医师为本书的插图给予了无私的帮助，在此一并表示感谢。

郑移兵

2020 年 3 月

目　录

大夫，我腰椎间盘突出了 /1

　　附：臀上皮神经炎的自我手法治疗 /10

大夫，我的腰痛又犯了 /13

　　附 1：腰肌筋膜炎的治疗 /19

　　附 2：导致腰部疾病的错误姿势 /20

　　附 3：腰背肌锻炼 /23

大夫，我不想手术，可以保守治疗吗？ /29

　　附：腰椎间盘突出症的治疗 /32

大夫，手法的治疗效果太神奇了 /37

　　附：中医伤科 /45

大夫，我能做按摩治疗吗？ /47

　　附：腰部的保健 /53

大夫，腰椎拍片能看到什么 /57

　　附：腰椎间盘突出症的影像学检查 /67

大夫，久坐伤腰，我该怎么办？ /73

附：如何选择一把合适的椅子 /79

有病别大意 /81

附：警惕腰痛的危险信号 /87

惊险的腰痛 /91

附1：腰部的锻炼之腹斜肌 /97

附2：腰部锻炼之腰方肌 /103

后记/109

参考文献 /111

◎ 大夫，我腰椎间盘突出了

早晨上班，忙碌开始。

迅速打开电脑，上午的号已经排满，开始叫号。

第一位进来的是一位 30 岁出头的男性患者，推开门，他一手扶着腰走了进来，佝偻着的身子，因为疼痛而不能完全伸直，脸上写满了焦虑。

在我的印象中，要挂第 1 号必须要早早来排队，一般得在早晨 5 点左右到医院才行。而能挂上 1 号看病的患者，要么病情比较严重，迫切希望能找到解决问题的办法；要么是那些住在附近的大爷大妈，他们住得近，起得早，搬着小马扎在早晨 6 点钟之前就到医院来排队取号了。30 多岁的年轻人挂 1 号看骨科病的，不多！

"您哪儿不舒服？"

"大夫，我腰椎间盘突出！"

"您先别着急，先告诉我您哪儿不舒服？"

医生说：看病时患者首先要简明扼要地描述自己的病情，而不是直接说出诊断，因为医生需要从患者的描述中搜寻线索，顺着线索去找诊断。没有正确的诊断，就不会有合理的治疗。

"大夫，我腰椎间盘突出，当然是腰不舒服了。我在别的医院已经看过了，也做了核磁检查，说我就是腰椎间盘突出，您看有什么好的治疗办法没有，我不想做手术，听说你们医院中医保守治疗，可以不用手术，你们有什么办法没有？"他一边说一边将一大摞核磁片子从袋子里拿出来，放到诊桌上，急切地想告诉我他就是腰椎间盘突出了，而且他之所以来这里看病，就是想赶紧找到能解决他腰痛问题的办法。

"我先问您几个问题吧，您把片子暂时放一下，我一会儿再看，我先给您做个简单的检查，然后咱们再说治疗，好吧？"

"我不是已经检查过了吗？怎么还要检查？"他的语气已经有些不满，肯定认为：我已经做了一个很贵的核磁检查了，诊断也很清楚了，现在就只想知道怎么治疗，大夫怎么又要检查，这不就是在"过度检查""过度医疗"吗？

"我说的检查是给您查体，就是检查一下您腰部疼痛的情况和腰部活动的情况。先告诉我腰痛多久了，有没有腿麻腿疼，尤其是有没有像放电一样的疼痛？"我希望让他尽快进入我的诊断程序，要知道在门诊看病，每个患者的时间都不可能足够充裕，我必须在有限的时间内，找到我所需要的有助于疾病诊断的信息，尽快进行处理。

"我腰疼好几年了，经常受凉或劳累了就加重，最近加班比较多，两周之前，因为加班，一整天几乎没挪窝，到晚上腰就不行了，站着费劲，坐着也不舒服，就觉得腰沉，使不上劲，伸也伸不直，右边腰疼得明显，但没有腿疼。要是以前贴点膏药也就好了，这次贴了一个多星期也不见好，还带着屁股疼。没办法昨天找到附近的医院看了一下，大夫让我做了个核磁，片子一出来就说我是腰椎间盘突出了，你说我这么年轻怎么会腰椎间盘突出呢？我又没有受伤。那边大夫说要么先卧床休息一个月，要么可以考虑微创手术治疗。我一听手术治疗，吓坏了。但我也不可能卧床休息，我还要工作呢。朋友介绍说你们医院看骨科不错，能够正骨治疗，所以今天一大早我就过来挂号了。大夫，您是专家，您一定得给我好好看看。"

小贴士：

　　长期缺乏锻炼，不恰当姿势下的长时间用腰、受凉等，都是引起腰痛的常见原因，如久坐或者经常睡沙发可以导致腰部劳损，偶尔腰部受凉或者受到牵拉就可以出现急性腰痛。

医生说：为什么久坐容易出现腰痛？久坐时腰部韧带、肌肉长时间处于紧张的状态，导致这些软组织容易出现劳损，甚至无菌性炎症。从中医学的角度讲，久坐时腰部局部气血运行不畅，久之则筋脉失养出现疼痛。而且相对于平卧和直立状态，坐位时腰部所承受的压力更大，也更容易出现慢性损伤。

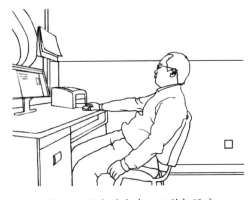

图 1　不恰当的坐姿可以引起腰痛

"好的，您的情况我大致了解了。您目前的症状可不一定就是腰椎间盘突出引起的，至少从症状上看不太像，我需要您配合，请您躺下我再检查一下。"

"核磁检查都说我是腰椎间盘突出了，为什么还要检查？"

"是的，即使核磁上显示了腰椎间盘突出，也不代表您的症状就是腰椎间盘突出造成的，您还是躺下让我检查一下吧！"我有点催促的语气了。没办法，因时间紧迫，这才刚开始接诊，后面还有二十多个患者在门外等着呢。

患者似乎不太相信，但又希望我说的是对的，如果真的不是腰椎间盘突出症，那么或许就不用手术了，这是他最希望的结果——我能理解他的心情。

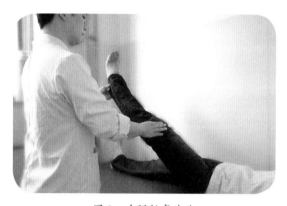

图 2　直腿抬高试验

我开始查体：腰部右侧及右臀部有固定的压痛点，但没有叩击痛，也没有放射性的压痛。直腿抬高试验双侧都能到80°，加强试验也是阴性的。双侧下肢的肌肉力量和感觉也都是正常的。这些检查都是腰部体检的经典方法。到目前为止，我基本已经排除了他是一个典型的腰椎间盘突出症患者，而且也有了明确的治疗方案。接下来就是向患者解释病情并希望他能接受我的治疗方案，这一点做起来不容易，尤其是对于已经被洗脑，并认定自己就是"腰椎间盘突出"的患者。

医生说："腰椎间盘突出症"真是一个被广泛滥用的病名。

我看了一下桌上的核磁片子，照片显示："L_3/L_4 椎间盘轻度突出，L_4/L_5、L_5/S_1 椎间盘膨出。"

"好了，您从床上下来吧。我跟您讲啊，核磁显示您确实有轻微的腰椎间盘突出，但这只是影像学的表现，而且很多正常人核磁检查也可能有这样的表现。影像学上的表现只能作为参考。判断一个人是不是腰椎间盘突出症，首先必须有腰椎间盘突出的症状表现，比如腰痛同时伴有腿疼、腿麻等神经压迫刺激的症状。再就是需要大夫做体格检查，检查腰腿部是不是有固定的疼痛点，按压这些疼痛点的时候是不是有向下放射的感觉，同时也要检查神经刺激区域的感觉、肌肉力量是不是有变化，等等。最后再结合核磁检查、CT检查等看看前面判断的神经受压的部位与片子上显示的突出部位是否一致。综合这些症状、体格检查和影像学的表现才能下腰椎间盘突出症的诊断。当然有时候也会非常复杂，需要结合病史才能做出鉴别诊断，就是要鉴

小贴士：

很多正常人的核磁检查也可能有轻微腰椎间盘突出的表现。

别那些和腰椎间盘突出有类似症状的疾病。"我先给他科普了如何判断腰椎间盘突出症。

医生说：影像学上的"腰椎间盘突出"不等于疾病诊断的"腰椎间盘突出症"，检查报告一定要"结合临床"。影像学报告只能做参考，不是疾病的最终诊断。

症状 ＋ 体征 ＋ 辅助检查 ⟹ 诊断

"也就是说您目前只有腰痛，没有神经受压的症状，不考虑腰椎间盘突出症。从检查的情况看，可以考虑为臀上皮神经炎。这种疾病跟久坐和受凉有密切的关系，长期坐姿不正更容易诱发这个部位的疼痛。至于治疗，我建议先做一次手法治疗，当然您也可以选择腰部理疗的方式，但都需要注意休息。"

我一口气讲了这么多，也不知道他能听进去多少，能否明白影像学结果只能作为疾病诊断的参考，而核磁上显示的"腰椎间盘突出"并不是疾病诊断的"腰椎间盘突出症"。

"什么是手法？"

"按摩知道吗？手法指的就是推拿按摩，叫法不一样而已，通俗的叫法也可以叫正骨按摩。至于推拿按摩为什么可以治疗腰痛，如果跟您解释，可

小贴士：

什么是臀上皮神经炎？

臀上皮神经炎是腰痛的常见原因，是臀上皮神经局部的无菌性炎症，它通常表现为臀部弥散性疼痛、麻木，程度重者双手扶物才能坐起，行走困难，甚至需要杜冷丁止痛才能入睡。少数患者可以感觉腘窝痛。由于臀上皮神经炎在检查上缺乏客观根据，很容易被误诊为腰椎间盘突出症、腰椎小关节综合征、腰扭伤、肌肉拉伤及肌筋膜炎。臀上皮神经炎用中医手法治疗通常能取得立竿见影的效果。

小贴士:

手法治疗源于解决自身疼痛的实际需求,掌握一些简单的方法,对于我们自身和家人都非常有益,而且它确实是普通人可以掌握的。

能需要很长的时间。而且推拿手法在各个医院也是五花八门,各个流派都有,我们医院的筋伤手法还是很有历史传承的,很多老北京人也非常认同。您要是接受,我可以给您治疗一次。"我怕他接着往下问,干脆直接做了解释,希望打消他的顾虑,进入治疗环节。如果我有时间,我愿意和每个患者详聊,像国外的医生一样,一上午看三至五个患者,外带可以喝喝咖啡,把疾病讲透,这样医患关系应该非常和谐,我也会有更多的患者朋友。但现实情况实在不允许!我得抓紧时间。

医生说: 手法治疗千差万别,治疗效果也千差万别。关键是要注意安全,我们要明确拒绝暴力手法,不到不规范的地方进行手法和其他治疗。不提倡长期按摩治疗,主张通过自我锻炼的方式解决问题(见腰背肌锻炼)。

"手法痛苦吗?"

"没什么痛苦,你需要做的只是放松,我给您治疗时您要是有什么不舒服,就告诉我,我会做出调整的。"

"那好吧。真的不用手术吗?就只用手法治疗?行吗?能治好吗?"他的表情和语气让我感觉到他的怀疑。

他的迟疑更让我犹豫，我觉得还是让他多了解一下腰椎间盘突出的知识比较好。我没有把握使每个诊断明确的患者都能取得好的效果，在治疗之前我必须确认得到患者的理解与认同，支持我所采用的治疗方法，尽量减少可能存在的医疗风险。

每一种治疗方法都只有一定的疗效范围，手法不可能让所有的患者都能获得立竿见影的效果。它与患者的病情、医生的技术、患者的依从性、就诊的经历等多方面的因素有关。有时患者的迟疑和不信任感带给医生的心理压力远远高于疾病本身带给医生的压力，我们无法确定在没有达到患者预期心理效果时患者的反应，在不能确定自己能否解决的情况下，选择放弃那些患者获益最大，但风险可控的治疗是当前医患关系下多数医生的选择。而且手法治疗这种保守的治疗方式，很多西医医生并不认同，认为它不过是一种放松手段，根本谈不上治疗。多数人从心里认为这种廉价和低门槛的治疗方式，也就是缓解一下症状，解决问题还是得靠手术，如果能微创手术那就更好了。但其实真的是那样的吗？作为一名中西医结合的骨伤科专科医生，我认为手法作为中医伤科的核心治疗手段的价值远不止放松而已！

"您要还是不太相信呢，可以先注意休息，或者先理疗一下。当然在这期间还可以再听听别的医生的意见。但我不建议您在网上自己查资料做决定。"

对于这样多疑的患者，我实在讲不通的情况下，也就只能建议他多花点时间，多方面采集信息，再做出自己的判断了。但又怕他自己在网上瞎看，一不小心便掉到坑里，损失的不仅仅是金钱，还有宝贵的治疗时间。在自媒体如此发达的今天，各种信息纷繁复杂，各种利益交织其间，掉到设计好的坑里是门诊经常见到的现象。

医生说：简明扼要地叙述病情，能够为你节省时间，让大夫在有限的时间内为你提供更多有价值的信息和有效的治疗；信任给你看病的大夫，让他可以放下心理包袱，为你提供更加个体化的治疗方案。

附：臀上皮神经炎的自我手法治疗

臀上皮神经炎是引起腰部疼痛的较为常见的疾病，患者以患侧臀部刺痛、酸痛、撕扯样痛，并有患侧大腿后部牵拉样痛，但多不过膝，弯腰起坐活动受限为主要临床表现。

先看看臀上皮神经的解剖定位：

臀上皮神经沿着骨盆的边缘从臀部上方的肌肉中穿出，它在行走的过程中容易受到挤压、牵拉而出现腰部疼痛。当它出现疼痛时表现在腰部的部位如下图3所示。

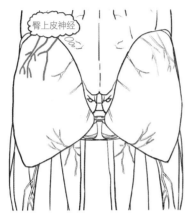

图3　臀上皮神经解剖定位示意图

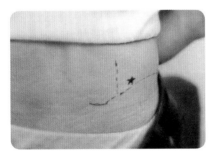

图4　臀上皮神经体表定位图

如果我们定位准确，并有明显的刺痛或者酸痛感，我们就可以进行自我手法按摩治疗，方法如下图5。

双手叉腰，双手拇指定位于同侧臀上皮神经定位点。

双手拇指用力顶住压痛点，腰部轻轻转动，来回各 3 次。

完成后评估疼痛是否有所减轻，可重复操作 1~2 次。如果还有其他部位的压痛点，可以按照相同的方法进行操作。

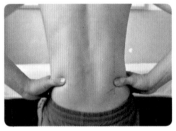A 双手叉腰　　　　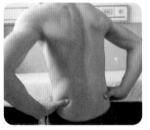B 向左转动腰部

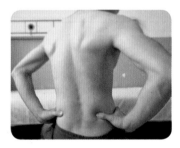
C 向右转动腰部

图 5　臀上皮神经炎自我治疗操作方法

◎ 大夫，我的腰痛又犯了

"郑哥，你明天在医院上班吗？我的腰痛又犯了，只能躺着了，一动就疼，坐起来费劲，你帮我看看吧。"朋友小张晚上给我打来电话，听说话的语气就已经可以感觉到他腰部的痛苦。

小张比我小两岁，是多年病友，他找我看病可以追溯到我刚毕业当住院医的时候，最早我给他看踢球造成的膝关节运动伤；后来是因为频繁看手机导致的颈椎病；最近两年他因为工作强度大，应酬多，时有腰痛，我就开始给他治疗腰痛。

筋骨病总是与我们的生活息息相关，别看他年纪轻轻，筋骨病倒是不少，这也是我们临床门诊经常见到的情况：很多人年纪不大，一身伤病！我与小张因为看病而熟悉，也因为兴趣相投而有了长期交往。每次他一犯腰痛，总是首先想到我。每次腰痛的治疗效果都很好，都能很快缓解，但每次总会有下一次。

医生说: 什么样的人容易出现腰痛?

职业: 重体力劳动者、久坐工作者(如白领、司机、学生等)、运动员(因外伤)。

年龄: 本病一般发生于 20 ~ 40 岁的青壮年,男性比女性要多些。

体型: 一般过于肥胖的或过于瘦弱的人易患此病。

工作环境: 寒冷潮湿的工作、生活环境易患此病。

遗传: 多基因遗传,直系亲属中有椎间盘突出患者,本人患此病概率大。

发育: 有发育异常的患者,如腰椎骶化、骶椎腰化、骶椎裂、峡部裂等,都易诱发该病。

身体素质: 经常适度锻炼者腰椎间盘突出症患者少。

"你明天早晨早点到我的诊室,7 点半到,我 8 点钟要正常开始看病,没问题吧?"

"没问题,我一定准时。"

"你要是 8 点钟之后到,就只能挂号排队等着了!"我向他强调。

"没问题的,我知道规矩,一定准时。"

作为医生,我的大部分朋友不是同学,就是多年的病友。他们常常会因为筋骨病而求诊于我。我总是在工作时间之外给他们安排充裕的就诊时间,但一旦投入工作,那就必须向其他的患者一样排队挂号，不能有所特殊。在没有特殊情况下的插队在我这里都是不能允许的，若患者因为插队而对医生投以不信任的眼光是我最尴尬和羞愧的时刻。但也有特殊的情况，很小的孩子，或很老的老人，或病情急迫，我都会让他们优先就诊。

第二天早晨 7 点半，门口已经挤满了候诊的患者，小张在诊室门口等着我，我和他家人扶着他走进诊室，坐定后，我开始检查。

腰部两侧的肌肉僵硬明显，右侧的腰肌紧张，他弯着腰，根本不敢活动，伸直都很困难，更不用说自己站立起来了，我沿着骨盆边缘按了一下臀上皮神经出口的位置，又按了一下腹斜肌在髂前上棘附着的位置，都有明显的压痛。

小贴士：

臀上皮神经卡压疼痛的位置，也是许多腰痛患者最常疼痛的部位。

"你有没有扭伤或摔伤？两条腿有没有麻木或者疼痛？"

"没有扭伤，也没有摔伤，前天晚上喝了一点酒，回家后怕吵醒孩子就在沙发上睡了一宿。早晨起来觉得腰部有点不舒服，但也是可以活动的，刷完牙腰一下就动不了了。腿没问题，也不疼，也不麻，活动也没事。"

"没什么大毛病，还是以前的老问题。你现在体重多少？又长胖了不少吧！"我做出基本判断。

"200 斤吧。最近应酬比较多，又增加了十几斤，真应该减肥了。"

"你看你这肚子，都有好几个'游泳圈'了，肚子越来越大，腰的负担也越来越重，你又没有什么锻炼的方式，腰部的肌肉力量不够，腰椎的稳定性自然不好。再者因为肚子大，腹部侧方和前方的肌肉被动拉长，力量减弱，很容易出现腰椎的小错动，我们也称为腰椎小关节紊乱。虽然没有压迫到大神经，没有出现腿疼腿麻的表现，但它会卡压到腰部小的皮神经，我刚才压痛的那两个部位就是小神经受卡压的地方。我给你用拨筋通络的手法松解一下，然后纠正一下小关节紊乱，应该有所缓解。"我对他腰痛的原因进行分析并制订了针对性的治疗方案。

医生说：日常生活中怎样预防腰痛？

1. 在硬板床上铺软硬适度的床垫，可以减少椎间盘承受的压力。

2. 不要做过度弯腰的动作，提重物时不要弯腰，应该先蹲下拿到重物，然后慢慢起身，并避免长久弯腰和过度负重。

3. 同一姿势不应保持太久，适当进行原地活动或腰背部活动。

4. 可以进行颈腰背部的肌肉力量练习，如游泳（蛙泳）、倒走等。

通过 5 分钟的手法松解，小张的腰痛已经明显缓解，仅仅在坐起时能稍稍感觉到腰部疼痛，行走活动已经没有障碍。对于诊断明确的臀上皮神经炎等腰部软组织类疾病，手法治疗多数都有很好的效果，有的甚至立竿见影有奇效。就像老百姓常说的那样："神奇的效果，躺着进来，走着出去。"

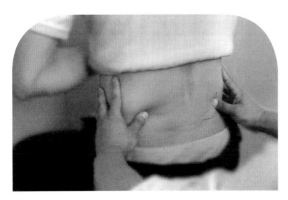

A　拨筋通络手法

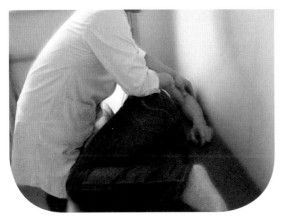

B　腰椎斜扳法

图 6　腰部治疗手法

小贴士：

拨筋通络手法是一种非常有特色的中医伤科正骨手法。腰椎斜扳法是一种常见的腰椎正骨手法。这几种腰部的手法治疗，非专业人士请勿模仿。

对于慢性腰痛的患者而言，经常可以听到"腰肌筋膜炎"这个病名。腰肌筋膜炎又称"腰肌损伤""腰部纤维炎""腰背筋膜疼痛症候群"等，都是指肌肉和筋膜的无菌性炎症反应。当腰部受到风寒湿邪、疲劳、外伤或睡眠位置不当等外界不良因素刺激时，可以诱发肌肉筋膜炎的急性发作，如果在急性期没有得到很好的治疗则可转入慢性。由于患者受到反复的劳损、风寒湿等不良刺激，可以反复出现持续或者间断的慢性肌肉疼痛、酸软无力等症状。有时腰肌的筋膜炎可以同时合并腰部小的神经卡压，最常见的就是"臀上皮神经的卡压"。这与腰部的解剖结构有关。

"你这次的症状虽然缓解了不少，但仍然要注意腰部锻炼，你的体重太重和缺少锻炼是你经常腰部犯病的主要原因。"

"我也知道自己太胖了，需要减肥，之所以没有坚持下来，一是没时间，每天忙忙叨叨的，没有整块的时间可以锻炼，而且还少不了吃饭喝酒的应酬。再就是每次刚想起锻炼，腰病又犯了，我也没有一个合适的锻炼方式。郑哥，你一定给我想想办法，我才30多岁，这腰越来越不好，我是上有老下有小啊！"小张一脸的苦涩。

"解铃还须系铃人，我可帮不了你，这腰是你用又不是我用。"我笑着说："腰部的日常保养锻炼还得靠你自己。在进行腰部锻炼前，你先给自己制订一个实现健康生活方式的计划。每天如果还是胡吃海塞，熬夜，喝多了就在沙发上一躺，就这样的生活方式，你的腰痛好不了。不仅腰好不了，以后身体找你的麻烦事还多着呢！"

"你先把体重控制一下，同时加强腰部肌肉及腹部肌肉力量的锻炼。可以做五点支撑及'小燕飞'的锻炼，可以制订一个每周游泳的计划。暂时不要采用跑步减体重的方式，你200斤的体重，如果采用高强度跑步减肥，尤其是在跑步机上跑，你的膝盖将很快出现问题。合理的运动非常重要，否则容易带来其他的问题。"

附1：腰肌筋膜炎的治疗

推拿按摩治疗腰肌筋膜炎有较好的疗效，但与患者的病情及操作者的技术水平有很大关系。同时治疗的关键还是要消除致病因素，即改变腰部超负荷现象，才能达到满意的治疗效果。

在日常生活和工作中，要注意纠正不良的习惯性姿势，不可长时间保持固定体位致使腰部肌肉疲劳损伤，要间断变换体位并给予适度腰部活动。

小贴士：

健康的生活方式加上合理的运动是腰部最好的保健。从不运动或运动量不足的人开始增加运动量时，一定要选择合适的运动方式，循序渐进地实施，否则可能适得其反，出现损害腰部健康的情况。

建议腰肌筋膜炎患者选用硬度合适的床垫，不可选择太软的床垫，也不可由很软的床垫突然变换到硬板床，总的原则是软硬合适，适度偏硬，因人而异。

腰肌筋膜炎可以配合牵引及其他治疗，如理疗、热敷、熏洗、离子导入、电疗等；患者要加强腰背肌肉力量的锻炼，腰部要注意保暖，不可汗出当风，避免感受风、寒、湿邪的侵袭。

小贴士：

　　腰背肌力量锻炼的方法见本书第23页。

附2：导致腰部疾病的错误姿势

　　导致腰部疾病的原因很多，常见包括我们日常生活中的各种错误姿势所导致的慢性损伤。下面列举一些日常生活中的常见错误姿势，提醒读者注意防范。

　　错误姿势1：

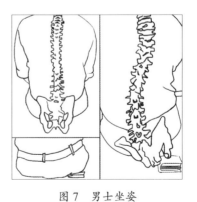

图7　男士坐姿

男士的钱包放在臀部后面的口袋里，坐位时骨盆会出现倾斜，脊柱形态发生改变。如果长期以这样的姿势久坐，就很容易导致脊柱侧弯。

小贴士：

经常翘二郎腿也容易导致腰部慢性损伤。

错误姿势2：

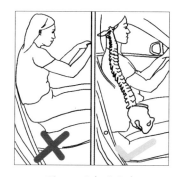

图8　开车的坐姿

开车的时候过于紧张，或者背部靠在座位上，头部过度前倾，腰部曲度出现改变，椎间盘受力增加，很容易导致腰部疼痛和颈部问题。

错误姿势3：

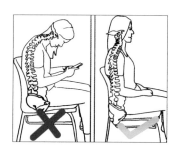

图9　玩手机的姿势

长期低头看手机，对颈椎有一定的损伤。

错误姿势4：

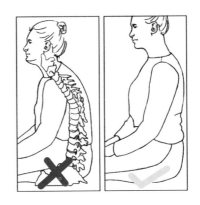

图 10　驼背动作

工作时圆肩驼背头前倾的动作是导致肩颈疼痛最直接的根源，这个动作同样会导致腰部疼痛。

错误姿势5：

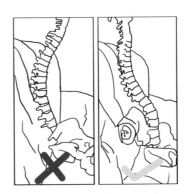

图 11　沙发上躺着休息的姿势

"葛优躺"确实很舒服，但要付出腰痛的代价。

错误姿势6：

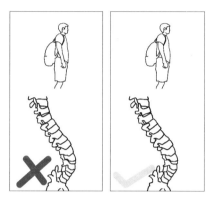

图12 背双肩包的姿势

双肩包背得太低会对腰部造成损伤，学生族一定要注意。

附3：腰背肌锻炼

保健腰部，平时要注意腰部锻炼，尤其是腰肌力量的锻炼。

1.腰背肌力量锻炼

五点支撑法：锻炼时仰卧在床上，双膝关节屈曲，以头部、双肘、足跟当支点，抬起骨盆，尽量将腹部与膝关节向上抬，依靠头部、双肘部和双脚这五点支撑起整个身体的重量，持续5～10秒，然后缓慢放下，腰部肌肉放松。一起一落为一个动作，连续10～20个为一组。

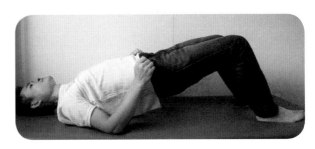

图 13　五点支撑法

小燕飞：就是人们模拟燕子飞行姿势进行腰背肌运动。锻炼时俯卧位，去枕，双手背后，用力挺胸抬头，使头和胸部抬离床面，同时膝关节保持伸直，两大腿用力向后抬离床面，持续 5 ～ 10 秒，然后肌肉放松休息 5 秒为一个周期。每天 2 次，每次 10 ～ 20 下，初期可以从 5 ～ 10 下先开始。

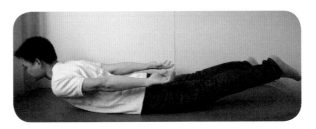

图 14　小燕飞

2.肥胖人士如何锻炼

（1）肥胖人士为什么容易出现腰痛？

首要原因在于体重增加，身体前侧腹部重量增大，腰椎前凸增加，为维持身体直立，腰椎后方的肌肉更加紧张，张力增加。同时由于肌肉被动拉长，肌肉力量反而减弱。另外由于肚子太大，工作时身体更加远离工作台面，腰椎的肌肉负荷比靠近工作台者更大，肌肉长期超负荷工作，容易出现劳损，诱发炎症因子释放刺激神经导致腰痛。

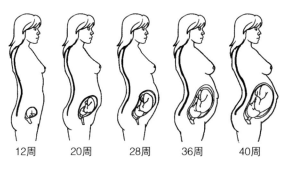

12周　20周　28周　36周　40周

图 15　怀孕后体重增加导致的脊柱变化

再者，肥胖可以增加脊柱的机械负荷，导致椎间盘附近的血液供应减少，弥散到椎间盘内的营养物质也会因而减少，这意味着椎间盘容易发生营养障碍，出现退变，更易出现局部慢性炎症反应，加重腰椎小关节的退行性变，从而造成腰痛。

同时由于腰痛者多需要卧床休息、减少锻炼和体力劳动，加上生病后低落的情绪，很多患者在治疗期间不活动，导致体重增加。一个腰痛的瘦子也可能因此变成一个腰痛的胖子，越胖越痛，越痛越胖，最后形成恶性循环。

如果既有腰痛又超重，一定要重视这个问题。

科学饮食、合理运动，配合专业的对症治疗。

（2）肥胖人士如何选择合理的运动方式？

肥胖的人应该锻炼，肥胖的腰痛患者更应该锻炼，但一定要注意避免不合理的运动方式。

如一个40多岁的病友，体型偏胖，偶有腰痛，平时活动量不大，为了控制体重，增强体质，他在一个月内每周在跑步机上锻炼3次，每次5～10公里，一个月后出现双膝关节内侧疼痛，休息及外用药后均得不到缓解，拍普通X线片没有明显变化，对双膝关节进行核磁检查显示双膝胫骨近端"骨髓水肿"。这种类型的骨髓水肿可以认为是一种微骨折状态，是过度运动的结果，需要很长一段时间休息才能康复。

因此对于肥胖的腰痛患者，因为体重的原因，集中时间采用跑步的运动方式进行减肥是不合适的，强化运动可能会因为膝关节负担突然加重而出现严重的疼痛问题。

肥胖的腰痛患者应选择非负重的锻炼方式，所谓"非负重"就是尽量减轻关节所承受的重量。比如跑步是膝关节负重的运动方式，而游泳则不是。骑车对膝关节的负荷也小于跑步。肥胖的腰痛患者应该以非负重锻炼为主，尽量较少膝关节的压力，否则容易出现膝关节骨性关节炎。其次，要合理地安排运动，循序渐进，不能在短时间内几种锻炼。再者，在锻炼方式的选择上，不仅要重视腰部肌肉的锻炼，还要重视腹部肌肉的锻炼，锻炼腹肌可以采用卷腹的方式。

小贴士：

卷腹锻炼不同于仰卧起坐。卷腹锻炼具体步骤见本书第101页。

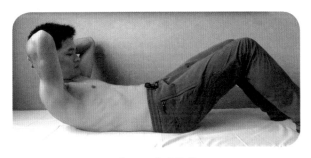

图 16 卷腹锻炼

◎ 大夫，我不想手术，可以保守治疗吗？

"大夫，我跑了好几家医院了，有的说要手术，有的说可以保守治疗，搞得我现在真的很糊涂，我也不知道到底需不需要手术，想听听您的意见。"

"咱们先说一下病情，您腰痛多长时间了，有没有腿疼或腿麻，从什么时候开始出现的？"

"我腰痛 2 年了，最近 1 个月开始出现腿疼、腿麻。"

"做什么检查了吗？"

"做了腰椎核磁，核磁报告上说是腰椎 4/5 有突出。"

"您都在哪些医院看的，怎么治疗的？"

"看了某医院，有的大夫建议我保守治疗，吃了不少中成药，还打了半个月的针，有的建议我微创手术治疗，有的建议我直接手术。"

"你躺下我检查一下吧。"

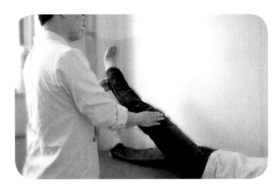

图 17　体格检查

　　"通过对腰部和腿的检查，结合你的症状和核磁检查的结果，诊断腰椎间盘突出症是没有问题的，定位在腰 4/5 的椎间盘，有明确的突出表现。突出的椎间盘髓核压迫了神经根，所以有腿麻、腿疼的情况。"

　　"你腰痛带着腿疼的时间不长，也就一个月，而且目前两条腿的力量还是正常的，没有明显的肌肉萎缩和肌无力的情况。我建议可以先保守治疗看看，但必须经过系统规范的保守治疗。如果保守治疗症状仍然不能缓解，你就考虑手术治疗吧。"

　　医生说：即便是诊断明确的腰椎间盘突出症，手术治疗也不是所有患者的首选治疗方法。根据具体病情，采用个体化的治疗方案是目前的基本策略。

　　"采用保守治疗，不会耽误我的治疗吧？"

"不会的。选择保守治疗或手术治疗，医生都有一定的参考标准。虽然大家在判断是否手术的指征上会存在一定的差异，也就是说同一个患者在这家医院可能被建议手术，但在另一家医院可能被建议保守治疗，但对于有明确手术指征的情况，大家的判断还是一致的。对于您的病情，我的建议是先进行一段时间的保守治疗，我推荐你可以进行中医手法、腰椎牵引和理疗的综合保守治疗方法。"

保守治疗通常会采用"鸡尾酒"的方式，我们称之为综合系统的保守治疗方法，发挥多方法的协同运用。如果保守治疗效果不理想，出现下列的几种情况就应该考虑手术治疗了：①腰椎间盘突出症状严重而且反复发作，经过半年以上长期综合保守治疗无效者，或并发神经根粘连，肌肉萎缩明显者。②中央型巨大突出或纤维环破裂，髓核游离，出现马尾神经压迫症状（也就是出现了大小便异常的情况）。③合并椎管狭窄，且经过保守治疗无效者。

医生说：对于大多数的腰椎间盘突出症的患者而言，保守治疗仍是学术界公认的首选的治疗方法。手术治疗在满足上面的条件下，还需要考虑患者的全身情况和心理因素等，毕竟我们手术的对象是有思想的人，而不单单就是孤立的椎间盘髓核突出。

附：腰椎间盘突出症的治疗

腰椎间盘突出作为腰部的一种常见疾病，它的治疗一般遵循阶梯治疗的原则，就是先采用保守治疗的方法，保守治疗不能达到目标效果才考虑手术治疗。

在不同的疾病阶段，治疗的方法很多，治疗的效果与患者的病情、医生操作的水平和医患的配合程度等多种因素密切相关。

经常采用的保守治疗方法有很多，如：口服药（中药或西药）、中药外用（热敷、离子导入等）、中医推拿按摩、腰椎牵引、针灸治疗、功能锻炼以及各种理疗方法等，但所有保守治疗的基础仍然是卧床休息。

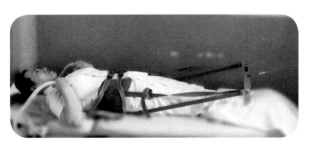

图 18　腰椎牵引是腰椎保守治疗安全有效的方法之一

手术治疗的方法也有很多，主要有微创手术治疗与开放手术治疗。微创治疗是手术不开皮肤切口或很小的皮肤切口，而开放治疗手术的皮肤刀口相对于微创治疗要大。什么时候考虑微创手术，什么时候考虑开放手术？除了与患者的病情（腰椎间盘突出的具体情况）有关，还与患者的年龄、基础疾病、经济条件以及医生的手术习惯等多方面的因素有关。医生选择手术方式不仅要考虑到手术后患者近期效果的问题，还要考虑到患者远期效果的问题。微创手术近些年发展非常迅速，已经能够解决大部分原来需要开放手术治疗的腰部疾病。但即使这样，有些腰椎的手术仍需要开放手术治疗。

医生说：选择什么样的手术方式不能仅凭患者自己的选择，所以医疗绝不属于一般意义上的"服务行业"。这个行业太特殊，真正接受"服务"的对象并不具备正确选择服务的能力。

在腰椎保守治疗的过程中，很多人不重视卧床休息的重要性。有的患者根本就不把卧床休息当作是一种治疗。其实卧床休息才是治疗腰椎间盘突出首先应考虑的治疗方法。

有人调查研究不同体位及姿势时椎间盘内压的变化（以直立位为 100%）：仰卧 25%；侧卧 75%；直立 100%；坐位 140%；前屈 200%。即椎间盘压力：卧位＜直立＜坐位＜前屈。也就是说，腰椎间盘突出症的患者椎间盘内压躺着小于站着、站着小于坐着、直坐小于前屈。由此可见，卧床休息是非手术疗法的基础，是其他方法无法替代的。在卧位状态下，可减轻腰椎间盘的压力，减轻肌肉收缩力与椎旁韧带紧张力对椎间盘所造成的挤压，有利于椎间盘的营养供应，使损伤的纤维环得以修复，消除水肿并促进炎症消退，减轻神经根的刺激。

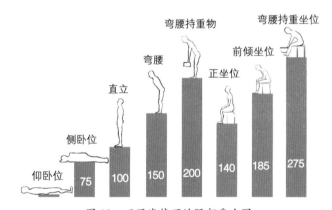

图 19 不同姿势下的腰部受力图

卧床休息的方法

最佳卧位：生物力学研究证明，半坐卧位（仰卧将双髋双膝屈曲，膝下垫薄枕）或侧卧位屈膝屈髋并将一枕头垫于两腿之间，能明显解除椎间盘和神经根压力（尤其腰 4/5 间隙突出者）；俯卧位不可取。

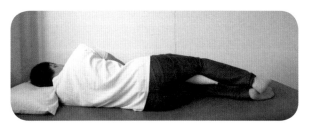

图 20　正确侧卧位方式

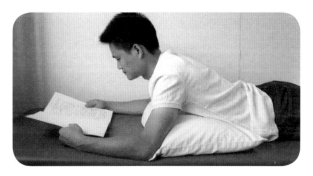

图 21　不正确的俯卧位姿势

小贴士：

正确的侧卧位方式是双髋双膝屈曲，膝下垫薄枕。俯卧位看书是不正确的姿势。

对于症状较严重的患者，卧床休息要求完全、持续和充足，床铺最好为硬板床，褥子薄厚、软硬适度，床的高度要略低一些，最好能使患者刚坐起时，双脚就可着地。卧床的时间至少3周以上。当腰腿痛症状刚刚完全消失或明显缓解，可在床上进行自我锻炼。适当无负重的功能锻炼，可以减少卧床时间并可防止腰肌出现失用性萎缩，可以采用"五点支撑"或"小燕飞"的锻炼方式。

◎ 大夫，手法的治疗效果太神奇了

在国庆休假中，朋友老张来电，有一外地朋友带着母亲来北京旅游，老人家在家时一直间断腰痛，已经好几年时间了，始终未见缓解，而且有不断加重的趋势，此次想趁着旅游的机会到北京的大医院看看，问我能不能抽空给看一下。由于旅游的时间比较紧，不方便来医院，能否将带来的片子拍下来，通过微信帮忙看一下，如果需要治疗再来医院。

朋友请帮忙看病的事情非常多，我如同往常一样非常坚决地告诉她："骨伤科的问题，光看片子不能说一点意义没有，但意义非常有限，有时还会误诊漏诊，尤其是骨科，涉及查体，必须当面诊治，片子就不看了。"所以我坚持要求一定要见到患者，如果真的想治疗，就一定要让我当面检查一下。老张可能觉得我有推托之辞，再次提出："反正年纪大了，也看了不少地方，你就看一眼，我也跟朋友有个交代，主要是看看有没有大的问题。"我说："真的要看，那明天我抽空去趟医院，老人家大老远来北京，又是你的朋友，我当面看肯定和只看片子结果完全不一样。"看到我这样坚决的态度，完全不是推托的意思，老张既觉得不好意思，也非常感激，答应第二天陪朋友母亲就诊。

第二天下午按约定时间，老张带着朋友的母亲准时来看病。老太太 70 多岁，辽宁大连人，5 年前遛弯被狗绊倒摔伤，当时臀部着地，导致腰部剧烈疼痛，由家人送至当地骨科医院就诊，拍 X 线片后诊断腰 1 椎体压缩性骨折（3 度压缩）。当地医院建议她微创手术治疗（椎体后凸成型术，一种脊柱骨质疏松性骨折的微创治疗技术）或用腰部护具固定保守治疗。老人畏惧手术，最终选择了保守治疗，在家卧床休养。老人伤前行动自如，可买菜做饭，伤后在床上躺了 1 个多月，之后逐渐戴腰部护具下地活动，腰部的疼痛也逐渐减轻，但隐隐疼痛却持续了大约半年之久。自摔伤后，老人活动能力逐渐下降，坐起困难，总是感觉腰部使不上劲，必须用手辅助才能缓慢坐起。平时能在家里挪着步子勉强行走，但外出活动就需要推扶轮椅。目前虽没有明显的腰痛，但总觉得腰部沉重无力，困顿不适，也说不清哪里疼，哪里不好。

老人自从受伤后因为腰部疼痛无力 5 年间辗转到多家医院就诊，多方求医问诊，主要是吃药治疗，也做过一些理疗，但没有明显的效果。

家属将老人推入诊室，我让老人挪坐到方凳

上。这一简单平常的动作老人尚需家人辅助，行动吃力，动作迟缓。待她坐稳后我便让她背对着我，开始进行腰部检查。通过检查我发现老太太轻度驼背，腰椎侧弯，5年前腰椎骨折的部位并没有明显的压痛，也没有叩痛，腰部、骶尾部都没有明显的压痛点。

我示意她站起来试试，想观察她腰部在活动中的情况，以便确定导致她腰部无力的问题所在。她双手使劲撑在膝盖上，吃力地将臀部抬离座位，期间半弓着腰缓慢地将双手使劲向大腿近侧移动，完全不敢失去手的支撑。家人想上前帮忙，我示意保护一下即可，仍坚持要靠她自己的努力去完成这个动作。我确认单纯依靠腰部的力量她无法完成起立的动作，必须借助于手的支撑力，即使这样，她最后也没有完全站直，她的身体仍然前倾，需要一手扶着诊桌，维持身体的平衡，整个坐起的过程用了15秒。

为了做治疗前后的对比，我习惯用手机录下患者治疗前后的情况，也便于治疗后再次进行分析，提高治疗的效果。

小贴士：

治病就像破案，如果没有现场勘察，没有缜密思考，仅凭经验及辅助检查，很容易走上歧途。

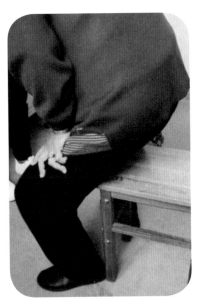

图 22　老太太双手撑膝艰难起身

　　根据老太太的受伤过程以及后期康复的情况，尤其是她受伤之前的活动能力和目前的活动情况的比较，我考虑由于腰椎骨折的原因，长时间弯腰，腹部肌肉松弛，腰椎椎体前面的肌肉必然是处于长期紧张挛缩的状态。目前的治疗重点是要松解腰椎前面的肌群，而激活这些肌肉的功能，是可以通过手法进行治疗的。5 年前的腰部骨折早已不是目前治疗的靶点，这样的判断完全符合中医辨证论治的理念。中医治疗总是随着时间、症状的不断改变而变化，这便是因人而异、因病而异、因时而异的中医治疗理念。

医生说：老年人因为一次小的意外而导致肢体受损从而出现生活质量严重下降的情况非常常见。我们医疗的现状：更多的侧重于"治疗"，而非"康复"。以往人们自身也认识不到康复的重要价值。康复师的社会地位和经济地位相对于其他医生都比较低，但这种现象正在逐渐地改变。对于骨伤科疾病，我们一定要重视康复治疗。

患者5年间辗转多家医院，吃药无数，均不见效，可想而知，这种因肌肉挛缩无力导致的病症不是靠吃药能解决的。我让老太太仰卧位，对腹部及腰椎前侧的肌肉群进行手法治疗，松解的手法力度很轻柔，操作也很简单，就是我找准挛缩无力的肌肉，让她自己活动，牵拉、激活这块肌肉，整个10分钟的治疗过程中她未感觉到任何不舒服。老张和她的朋友们不明白我这10分钟在做什么，因为是朋友，我也没有做过多的解释，我想他们的疑问一定很多：老太太不是腰病吗，怎么治到肚子上去了？郑大夫诊断清楚了吗？郑大夫这是在治疗还是在检查呢……

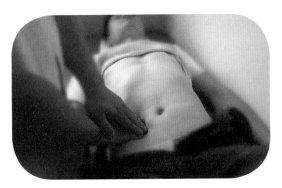

图 23　腹部手法松解腰部前侧的肌群

徒手治疗 10 分钟后，老太太已经明显感到腰部放松。我示意她可以再坐起试试。老人比较迟疑，坐起时仍用手撑了一下膝盖，但很快意识到腰部可以使上劲了，也就没有双手挪动撑大腿的那个动作了，一次到位站了起来，整个过程持续 4 秒钟。

"郑大夫，你这手法实在太神奇了！"

"我们看了好多地方，都没有见到效果，怎么几分钟就有这么明显的效果呢？看不懂！"

"大夫，我们还需要怎么治疗？"

看到老人能够自己很快地坐起，家属们的心情很激动，效果好得出乎了他们的意料。

我告诉老人的儿子：不是中医手法治疗神奇，手法其实很简单，治疗的关键是疾病的诊断分析，在"因清理明"指导下手法治疗取得好的效果是水到渠成的事情。就老人的病情分析，她目前的主要问题早已不是腰椎压缩骨折的问题，而是由于骨折导致腰部肌肉及周围其他的软组织，包括韧带、筋膜等结构的变化，部分肌肉挛缩、力量减弱的问题。这些问题绝不是从片子上能看出来的，普通的X线片主要侧重于观察骨的情况，它能够清晰显示骨骼的形态，包括是不是有骨折、有骨质增生等，也能观察骨关节的相互关系，比如腰椎是不是有滑脱，有没有脊柱侧弯或腰椎曲度的变化，等等。普通的X线片也能看到部分的腰部软组织，比如肌肉的肿胀等，但看软组织不是X线片的优势。腰椎核磁的应用范围很广，能够看到各种的腰部软组织结构，比如腰椎间盘、神经、韧带等，所以如果我们想看到更多的腰部软组织细节的东西就需要进行核磁检查。但就我们获取的疾病信息量而言，最重要的还是医生对患者的体格检查，体格检查就是西医所说的"视、触、叩、听、动、量"和中医所讲的"望、闻、问、切"。只有通过当面的检查才能获得这些信息，才能做出正确的判断，才能给出合理有效的治疗方案。如果我通过微信只看老太太的片子，我所得出的结论就是"陈旧性的腰椎压缩性骨折"，就这样一个诊断对于治疗而言，没有实际的指导意义。

再就是我们对于一些疾病的认识太过于狭隘，

小贴士：

此病案中，患者主要是由于骨折，导致腰部肌肉及周围其他软组织发生变化。

如认为腰椎的病症状就在腰部，普通人可能分不清腰椎到底在什么地方，通常的认识是腰在背侧，而前侧都是腹部疾病。其实不然，很多腹部疾病都可以反映到腰部，而且腰部的症状甚至重于原发部位的症状。比如肾结石发作时就表现为剧烈的腰部绞痛，很多妇科疾病也是以腰痛的形式表现。定式思维不仅限制了我们对于疾病的诊断，也限制了治疗手段。人体是一个整体，腰部的活动不仅依赖于腰部后侧的肌肉，也依赖于腰部侧方及前侧的肌肉相互协调的活动，不仅依赖于骨的稳定，也依赖于各种肌肉、韧带、椎间盘正常和谐地发挥作用。如果从整体上看，一些腰部的疾病不仅可以从腰的前部，也就是腹部进行论治，也可以从髋部、臀部、背部，甚至是颈椎进行论治。而这就是我们中医看病的思路，要从时间和空间的整体性去考虑，因为人是一个整体，不能因为人为的部位划分而限制了我们的想象。

附：中医伤科

中医伤科历史源远流长，其起源和发展伴随着人类文明。周代首次将医学分为食医、疾医、疡医和兽医。疡医中又分为肿疡、溃疡、金疡和折疡，而后二疡即指骨伤科。战国至隋唐以前，"诸子峰起，百家争鸣"，中医经典著作的问世不仅确立了中医学理论体系，也为中医伤科提供了丰厚的理论基础。晋代葛洪的《肘后救卒方》首先记载使用夹板固定骨折，并最早介绍了整复颞颌关节脱位的方法，一直沿用至今。隋唐至宋金元时期，中医伤科发展迅速，有现存最早的外科专著《刘涓子鬼遗方》。明清时期是中医伤科最兴盛的时期，不仅理论更加丰富，而且实践也增多。对于伤科既有从内而治的医师，也有从外而治的医师。医师们依据自己的理论和实践对中医伤科有不同的发挥，从而形成不同的流派。

至当今社会，中医伤科流派百家争鸣，各地皆有负有盛名的伤科大家，而且中医伤科在西医解剖学的基础上，融合筋膜学说、内脏调理术等各家学说，有了日新月异的发展，客观上促进了中医伤科的发展和推广。

小贴士：

在中医伤科历史中，金疡与折疡即指现在的骨伤科。

中医伤科作为中医的分支，其治疗理论和方法仍然是在中医药大的范畴内，在内外用药上仍然遵循中医理法方药的基本处方思路，但在外治方面将中医手法、针灸、拔罐、导引等融会贯通。中医伤科治疗腰痛，也是这样一个思路。

◎ 大夫，我能做按摩治疗吗？

"大夫，你说的综合系统的保守治疗方法有按摩吗？我在别的医院看病，有的医生建议我千万不要按摩，怕给按坏了，您说我这种情况可以按摩吗？"

"您以前做过按摩吗？"

"没有！"

"这么跟你讲吧，对于腰椎间盘突出症的治疗，专业的骨科或骨伤科医生（西医医院一般称骨科或骨外科，中医医院一般称骨伤科），不管是中医还是西医，大家对于什么时候进行手术治疗还是比较一致的，但在保守治疗的方法上，中西医有很大的差别，即便是同在中医骨伤这一领域，对不同的保守治疗方法，大家也存在认识和治疗上的差异。比如有的人擅长针灸治疗，针灸的水平非常高，在一些别人可能不会取得良好效果的病例他同样能够获得很好的疗效，那他就可能非常推崇针灸治疗，并把它作为一种主要的治疗手段，同时对于针灸的适应证就可能也放得宽一点，别人可能不选择针灸治疗的病例他同样选择针灸治疗。对于按摩这种常见的治疗方法而言，它是中医保守治疗腰椎间盘突出等腰部疾病的最基本方法之一，它的安全性是有保障的，但能否取得好的效果与你的病情、配合程度以及大夫的操作都有很大关系。我认为手法治疗不存在问题，你可以考虑一下！"

手术？手法？

手法能不能治疗腰椎间盘突出症呢？其实在很多西医大夫的眼里，手法治疗腰椎间盘突出就像安慰剂一样，也就舒服一下，有心理安慰的作用，谈不上真正的治疗效果，偶尔可能也会取得一定的缓解效果，但那可能是肌肉放松的结果，谈不上什么实质性的治疗。而且若是治疗不当，甚至可能出现更加严重的后果，因此他们多数都不推荐甚至反对中医手法治疗。虽然手法并不直接作用于突出的椎间盘髓核，它也不能将脱出的髓核还纳，恢复正常的椎间盘的结构，但我们大家都知道椎间盘髓核之所以突出，除了椎间盘本身解剖结构的原因外，最主要的原因就是长期力的作用的结果。腰椎骨质结构、椎间盘以及周围韧带是静力稳定结构，腰部各个不同层次的肌肉是动力稳定结构，由于腰椎的失稳、肌肉力量的不平衡以及各种外力的作用才导致了腰椎间盘突出。手法治疗的标的是"腰椎间盘突

小贴士：

椎间盘髓核突出，主要是长期力的作用的结果。而通过手法松解，可以缓解腰部疼痛，放松腰部肌肉，纠正力的不平衡。

出症"，而不是影像学上的"腰椎间盘突出"。通过手法松解，可以缓解疼痛，放松腰部肌肉，纠正力的不平衡，缓解腰部压力，同时可以改善局部气血流通，舒筋通络，解痉止痛。

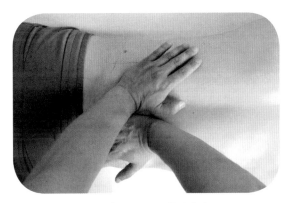

图 24　手法可以改善局部气血

中医和西医是两个相对独立的医学理论体系，在一些治疗手段上的认识不能达成一致是目前存在的普遍现象，中西医之间缺乏相互的沟通了解会让患者失去一些可能获益最大的治疗手段。比如：有些保守治疗长期效果不佳的患者仍在做着各种保守的尝试，最终失去了可以做微创手术或开放手术的机会；有些通过系统的保守治疗即可取得良好效果的患者过早地进行了手术，不但症状没有得到缓解，有些甚至加重，或者手术后仍需要运用各种中医保守治疗的方法改善症状。

如果我们医生自己本身不从事某项治疗操作，

小贴士：

对于自己并不深入了解的仍在使用的治疗方法，不要盲目排斥。

或者对某种治疗方法没有深入了解也并不擅长，我们是否可以不要那么肯定地就去排斥某种仍在广泛使用的治疗方法，将它交给从事这项治疗更专业的医生去判断也许是最好的处理方式，否则依据不充分的判断和自身狭隘的认识，可能会加剧紧张的医患关系，导致误解并可能限制患者最大的获益。举个例子，很多四肢骨折的患者，在某些医院直接建议手术治疗，其实很多是完全可以采用保守治疗方法的，但由于手术治疗骨折的强势地位，如果某位医生对患者说"你这个必须手术治疗"，那么又有多少后续接诊的医生敢冒着风险进行保守治疗呢？哪怕医生有九成以上的把握，在医患关系如此紧张的今天，医生又从哪里找到一个"可以为之冒险的理由"呢？其实殊不知，很多大夫从上学阶段起就没有接受过保守治疗的学习，他在学校学的、接受培训的、老师教的，都是手术治疗的方法。闭合手法整复夹板外固定这种"原始"的治疗方式只存在于教科书中的"骨伤科历史"中，很多大夫没有见过，更没有实际操作过，因此不可能对采用保守治疗有一个客观的认识。对骨折治疗的认识如此，对中医手法治疗的认识也是如此。有些治疗并非不能取得好的治疗效果，而在于我们有些大夫根本就未曾见识过它的效果。

小贴士：

谦虚谨慎、博采众长是我们每个医生的基本职业素养，在行医过程中，要学的东西实在太多。

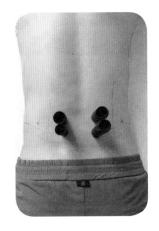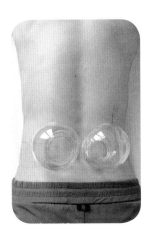

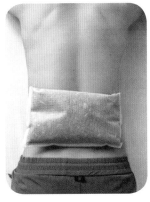

图25　中医治疗腰病的各种治疗方法（针、灸、药物等）

"按摩能将突出的椎间盘按回去吗？"

"突出的椎间盘是按不回去，但你的症状有可能缓解。"

"按不回去症状能缓解吗？那是什么原因呢？那能彻底治愈吗？"

"这里面的机理比较复杂，很难几句话说明白。症状缓解了，有可能不再犯，但也有可能偶尔或经常反复，这与腰部的保养关系密切。目前没有什么方法是彻底解决这个问题的，手术也不可能做到切除椎间盘就彻底治愈了腰痛。"

我们都想一劳永逸地彻底治愈疾病，这是不现实的。即使是普通感冒，一次治好了也会有再犯的时候。手术也不是彻底治愈疾病的手段，我们将椎间盘突出的那一个节段做了手术，已经突出的椎间盘髓核是被摘掉了，但其他正常节段的椎间盘同样有突出的可能。进一步讲，即使是将所有椎间盘的问题都解决了，还有导致腰痛的各种其他因素存在，比如筋膜、肌肉、椎体滑脱等。对于疾病，不要过分担心，缓解症状、保养好腰椎是在椎间盘突出初期和急性期的主要任务，仅此而已。

"手法治疗痛苦吗？"

"不痛苦，手法治疗的方法有很多，流派也很多，每个大夫做的手法也都不一样，但一般都没有明显的痛苦。"

"那我先保守治疗一段时间吧。我需要住院吗？"

"住院治疗最好，这样能够得到更好的休息和系统的治疗，也能和自己的主管大夫进行互动交流，了解一些腰部的保健知识，避免腰痛反复发作。"

中医推拿手法作为中医外治法的一种，源远流长，在传承过程中，形成了很多的学术流派，手法也各具特色。比如北京的清宫正骨、上海的石氏伤科、河南洛阳的郭氏平乐正骨等，都是很有名气的骨伤科流派，也都有丰富的学术思想和独到的手法操作技法。这些流派之间每年都会相互交流，并将自己的手法技要进行推广，共同促进中医伤科的发展。

附：腰部的保健

本套腰椎保健操，动作简单，容易掌握，由浅入深，将腰部问题逐个击破。

适用病症：腰椎间盘突出症、腰椎骨质增生、腰肌劳损、坐骨神经痛等腰部疾病。与此同时，也可将其作为日常保健操，具有放松腰肌、软化韧带、促使腰椎生理弯曲度恢复、降低椎间盘内压等作用。

1.起身运动 上半身如图示位置，保持髋关节紧贴地面，同时保持下腰部及臀部放松。（见图26）

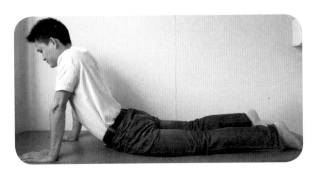

图 26　起身运动

2. 俯卧髋关节后伸　保持膝关节锁紧，同时使下肢离开床面 8 ～ 10 厘米。（见图 27 ）

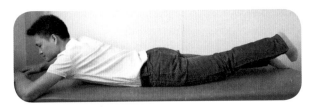

图 27　俯卧髋关节后伸

3. 中腰段牵伸　胸部朝地面，尽可能地前伸上体。（见图 28 ）

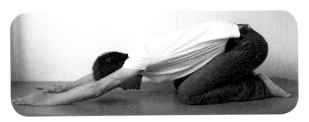

图 28　中腰段牵伸

4. 单膝牵伸　牵拉一侧膝关节，直至感觉到下腰部及臀部适度的牵伸，另侧膝关节重复相同动

作。（见图 29）

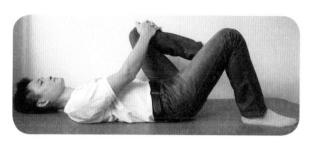

图 29　单膝牵伸

5. 骨盆提升　通过腹部和臀部的肌肉带动骨盆提升，使背部贴近床面。（见图 30）

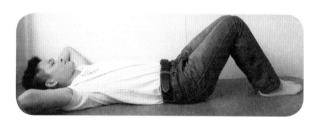

图 30　骨盆提升

6. 下身躯干旋转　双膝并拢至胸前，从身体一侧向另一侧活动，下落至床面。（见图 31、图 32）

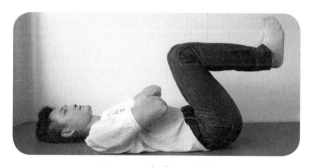

图 31　双膝并拢至胸前

小贴士：

　　在骨盆提升步骤中，通过腹部和臀部肌肉带动骨盆提升，但并不抬臀。

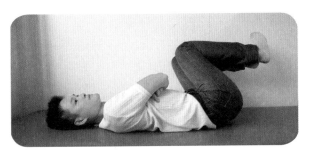

图 32　下身躯干旋转

7. 股四头肌牵伸　使小腿靠近臀部，直至感到合适的牵伸在大腿前侧。（见图 33）

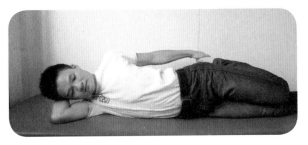

图 33　股四头肌牵伸

◎ 大夫，腰椎拍片能看到什么

在骨伤科看病，医生经常要借助于影像学的辅助检查，最常见的就是拍 X 线片，其次是 CT 和 MRI（核磁检查）。在拍片这件事情上，大家有很多困惑，有些患者对辅助检查很有意见，认为这多半与医生的收入有关。有的患者会问为什么一定要拍片呢？有的患者则问什么不给我拍片呢？今天咱们就讨论一下这个问题。

"以前的大夫看病，不拍片子也能看。现在的大夫动不动就拍片，没有片子就看不了病？水平真是越来越差了！"

"拍片子还不是为了增加医疗收入，就是为了收钱，很多检查都是不必要的，都是过度检查、过度医疗。"

"我一没摔伤，二没扭伤，又不会有骨折，为什么要拍片？大夫，你给我拍片，你想看什么呢？"

……

门诊看病，这样的问题真的是接二连三，有些问题确实需要好好解释一番，否则很有可能成为医患矛盾的激发点。

以前（很久以前了），骨伤科没有拍片的条件，大夫下诊断主要依赖病史、主诉和查体，根据临床诊断进行治疗。现在呢，临床大夫仍然需要询问病史、症状和查体，而且相比以前专科查体更加规范和细致。也就是说，现在大夫的查体诊断的水平一点都不比以前大夫的水平差，不但不差，而且临床思维的严谨性和知识面的广度也更出色。对于一般常见病，大夫在做辅助检查之前都已经有了大致的临床诊断，即使没有确诊，也多半有了明确诊断的方向。但诊断的准确性是分很多层级的，医学的发展对诊断的要求越来越高，要求诊断更加精细和准确。以膝关节损伤举例，以前骨伤科医生如果接诊一个膝关节受伤的患者，通过询问病史了解膝关节的受伤机制，再通过细致的体格检查，大致可以做出这样的判断："你的膝关节没有骨折，就是一个软组织损伤，先用药看看，注意休息，不要活动过多。"处理到这个程度就只能进一步观察了。但现在我们对疾病诊断的准确性和深度有了更高的要求，医生需要判断这个软组织损伤是半月板的，交叉韧带的，还是关节软骨的？因为诊断的准确性直接影响到后续治疗方案的制订。如果是半月板损伤，那么半月板损伤的程度怎样？具体损伤在半月板的什么位置？是Ⅰ度，Ⅱ度，还是Ⅲ度？如果是韧带的损伤，那么是部分

小贴士：

　　虽然医生有了诊断方向，为了提高准确性，还要进行必要的辅助检查。

损伤还是完全断裂？如果是软骨损伤，那么损伤的范围有多大，损伤的程度如何，等等。这些都是临床医生需要弄清楚的，也是精确诊断的要求。因为精确的诊断是精准治疗的基础，它指导我们是采用保守治疗、微创治疗或者手术治疗。科学技术的发展提高了我们的诊断水平，合理地使用各种辅助检查并不代表医生水平的退步。

医生说：精确诊断是精准治疗和个体化治疗的基础。合理地使用辅助检查既是诊断的需要，也是我们获得更好治疗的需要。

就腰椎拍摄普通 X 线片而言，医生能够从一张普通的 X 线片中获得很多信息，而不仅仅是看看有没有骨折，有没有退变。从一张普通的腰椎 X 线片，可以了解到腰椎形态的变化，比如腰椎有没有侧弯，正常的生理曲度是否有改变；腰椎的骨质如何，有没有明显的退变；腰椎各关节的对应关系是否正常；关节间隙是否有狭窄（这是判断腰椎间盘是否突出的间接征象之一）；腰椎间孔是否有狭窄（腰椎是否有神经根受压的间接征象之一）；是否有隐形脊柱裂等先天变异的情况，等等。另外医生还可以通过普通 X 线片了解部分软组织的情况，并可以发现部分腰椎的肿瘤。临床中通过 X 线片发现腰部转移瘤一点也不罕见，在我们医院门诊，每年都会遇到好几例腰部转移瘤的患者，而这些患者并没有外伤，只有腰部疼痛。对于长期腰痛的患者，即使没有任何外伤，拍摄一张普通的 X 线片也是非常必要的。

因为医学的专业性，作为患者真的很难了解医生拍片究竟想看什么。也许医生就想看看腰椎的小关节对合情况以指导他的手法操作，也许他只是想看看患者的椎间隙以间接判断患者是否有腰椎间盘突出的情况，也许他是想排除一下患者是否有合并肿瘤的情况。他想看什么呢？其实作为患者，可能也不需要关心医生想看什么，但希望所有的医生都有明确的诊断思路，在开申请单前明白自己究竟想看什么，在拍片后能够仔细阅片，认真讲解，而不是只看报告或一扫而过。

医生说：医生看片（大夫叫阅片）的速度之快遭到不少患者诟病，认为速度太快是一种不负责任的表现。但对于经验丰富的专科医生，其阅片是带有很强的指向性的，其阅片的速度确实与普通患者所期望的快慢有差距，但速度快绝不等同于态度问题。

"大夫，我的腰椎骨质增生，您有什么方法能给我治治吗？"

"我的腰椎长了很多骨刺，最近腰疼痛厉害，骨刺能消了吗？"

"我这么年轻，体检说我腰椎退行性变，还有骨刺，我需要治疗吗？能不能吃点药不让骨刺长了？"

这样的问题估计每个骨科医生都被问到过。腰椎的退变是我们最容易看到的影像学表现之一，但人们一提到"退变""骨刺"就紧张得不行，殊不知这是腰椎发育的必然改变。"退变""骨刺"就像人长白头发或皱纹一样，有了白发、皱纹，可不代表这个人生病了，但过分的关注和紧张却可以导致疾病的发生。随着年龄的增长，人的腰椎出现退变是正常现象。比如人体椎间盘在 20 岁左右就开始退变；20 ～ 30 岁间有的已经明显退变，纤维环出现了裂痕；而 30 岁以上椎间盘均有退变。虽然腰椎退变的时间如此之早，出乎了我们的意料，但这是一种正常的生理现象。腰椎长骨刺也是腰椎退变表现的一部分，腰部每天反复活动，腰椎周围的韧带肌肉受到牵拉，腰椎的稳定性受到影响，都会促使腰椎反应性的骨质增生，长出骨刺以增加关节的稳定性。从某种程度上讲，骨刺并不是个坏东西，它是腰椎对受力环境的一种代偿性反应。骨刺并不会直接导致腰部疼痛，一般也不需要特殊的治疗，所谓"骨刺扎着肉了引起疼痛"是个认识上的误区，"吃药消骨刺"那是骗子的把戏。吃药都能把骨刺消了，那正常的骨头不都得化成水了吗？这药的功效也太强大了，与"化骨绵掌"无异！对于"骨刺""腰椎退行性变"这类影像学的信息，医生一定是结合患者的症状、查体和影像学的其他表现进行综合的分析，找到腰痛的病因进行针对性的治疗，一般不会针对"骨刺"进行单独治疗。

"我都拍片了，为什么还要做 CT 呢？"

"我都拍片了，怎么还要做核磁呢？"

"大夫我照了 X 线，又做核磁，是不是辐射太大了？"

普通 X 线、CT 及 MRI（核磁共振检查）就是腰部辅助检查中的"三剑客"，它们有各自的优缺点，且听我细细道来。

普通 X 线拍照的原理是基于人体组织之间有密度和厚度的差别，当 X 线透过人体不同组织结构时，被吸收的程度不同，到达荧屏或胶片上的 X 线量有差异，即形成明暗或黑白对比不同的影像。普通 X 线摄影速度快，成本低廉，在临床中应用最广泛，在腰部检查中主要用来看腰部的骨骼。但因为

小贴士：

"退变"与"骨刺"是影像学最常见的诊断，也是人类在发育过程中不可避免的必然改变。

照相的方式，我们无法看到椎体及椎管内的情况，无法看到椎间盘以及神经根等软组织。

CT 照相也是利用 X 线的原理，用 X 线束围绕人体的某一部位连续断面扫描，所以它是有辐射的，而且辐射量远大于普通 X 线拍照。

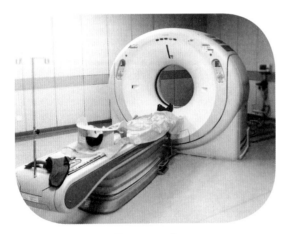

图 34　CT 室

CT 在腰部显示骨骼的图像优于软组织，它既可以看到微小的骨折以及椎管内骨质的情况，也可以看到椎间盘、脊髓以及神经根等软组织的情况。

腰椎的磁共振成像（MRI）检查现在用得很多，它没有电离辐射损伤，在显示腰椎间盘、脊髓以及神经根等方面比 CT 更加清晰，但它对钙化灶和骨骼病灶的显示却不如 CT 准确。另外身体内留有金属物品者不适合，例如带起搏器及避孕环者。幽闭恐慌症患者也不适合这种检查，因为检查所需时间较长，检查过程中噪声大。

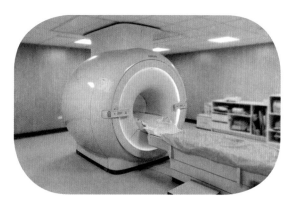

图 35　核磁室

既然我们明确了三种检查方法的优缺点，想侧重看什么就选择哪种方法不就行了吗？为什么有的患者做完一种检查还要做另一种检查呢？

我们举个门急诊最常见的情况：一位慢性腰痛急性发作的高龄老人，如果腰部明显压痛，我们可以先让他做一个普通 X 线片的检查，因为方便、快，而且便宜，一般情况下够用。通过 X 线片可以先了解一下老人腰部骨质的情况，排除占位和骨折（怎么还要排除骨折呢？又没有外伤！是的，没有外伤也可以骨折的。高龄老人严重骨质疏松，翻身、咳嗽甚至坐车颠簸都可导致腰椎骨折）。如果我们发现腰椎的形状出现了改变，影像报告显示"楔形变"，其实就是告诉我们骨折了。这时可能就要进一步进行 MRI 检查了，因为需要进一步确诊骨折是新鲜的，还是陈旧的？骨折是否对椎管内的脊髓构成了压迫，等等。因为得出新鲜的还是陈旧的判断结果直接决定采取什么样的治疗方案：一是减少活动；二是严格卧床一个月；三是微创手术治疗的方法。这样看来，医生一般会在普通 X 线片上有所发现，才会在有需要的情况下有针对性地选择更高级的检查方法。当然有的时候也会直接选择进行 CT 或 MRI 检查。这就是有的患者做了好几种检查的原因。

医生说：各种检查都有自己的优缺点，并非越贵的越好，关键还是根据诊断和治疗的需要进行选择。

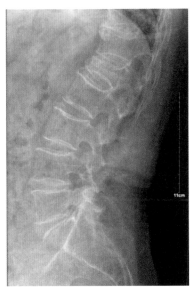

图 36　腰椎楔形变普通 X 线片

小贴士：

腰椎楔形变提示骨折，但不能明确是新鲜骨折还是陈旧骨折。

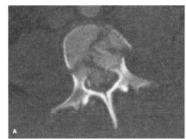
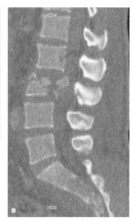

小贴士：

CT 可以从多个层面看到腰椎骨折的情况。

图 37　腰椎 CT 图

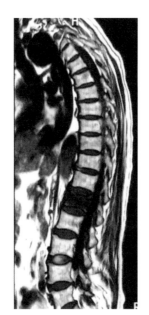
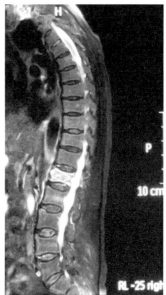

小贴士：

MRI 可以清楚地显示脊髓，判断骨折是新鲜的还是陈旧的。

图 38　腰椎 MRI 图

附：腰椎间盘突出症的影像学检查

腰椎间盘突出症青壮年多发，20～50岁者多发，男女比（4～6）：1，20岁以内占6%。因外伤及椎间盘纤维环退变、撕裂，导致椎间盘髓核突出或脱出，压迫脊髓及神经根而导致腰腿痛的系列症状发生。诊断腰椎间盘突出症除了病史与查体之外，一项重要的诊断依据就是影像学检查。在腰椎间盘突出症的诊断之中，常用的影像学检查有 X 线片、CT 和 MRI。那么如果患有腰椎间盘突出症，选用哪种影像学检查好呢？ MRI 又有什么独到之处呢？

一、X 线平片表现

X 线平片（普通照相）是最简便且经济的检查方法，虽然检出率只有 60% 左右，但可发现有无结核、肿瘤等骨病，有重要的鉴别诊断意义。

腰椎间盘突出的部位以 $L_{4/5}$（腰椎 4、5 间隙）、L_5/S_1（腰 5 与骶 1 间隙）最多见，其余部位相对少见。普通 X 线片通常可以看到以下这些表现。

1.腰椎椎间隙狭窄，可匀称或不匀称。不匀称时，间隙较宽的一侧大多是椎间盘突出的一面。

2.腰椎椎体边缘骨赘形成，就是俗称"骨质增生""长骨刺"，此表现没有特殊的诊断意义，骨赘在肥大性脊柱关节炎更为常见。

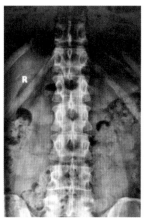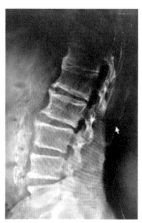

图 39　椎间隙不等宽　　图 40　椎体边缘赘形成

3.腰椎生理曲度异常，侧位片可以看到腰椎的曲度变小或增大；或出现脊柱侧弯，正位片上可以看到脊柱向一侧偏歪或出现"S"形改变。

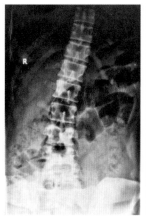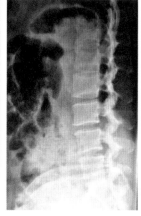

图 41　脊柱曲度改变

4.髓核突入椎体，髓核经过软骨盘的受损破裂处突入其上、下椎体的骨松质内，形成椎体边缘黄豆与蚕豆大小的压迹，称之为许莫结节（schmorl结节）。许莫结节不合并向椎体后缘突出，临床可无神经根受压体征，无须治疗。在 X 线片显示为在椎体的上下边缘有边缘清晰的陷窝状切迹。椎体缺损的边缘骨质常硬化增白。髓核突入严重者，椎间隙可变窄。

二、CT 表现

应用 CT 检查脊椎与椎管内病变在临床上已广泛开展，分辨率相对高的 CT 图像，可较清楚地显示椎间盘突出的部位、大小、形态和神经根、硬脊膜囊受压移位的形象，同时可显示椎板及黄韧带肥厚、小关节增生肥大、椎管及侧隐窝狭窄等情况，并可以三维技术重建椎管与根管的立体形态。

变性和退变的腰椎间盘可产生氮气，所谓真空现象，CT 值为负值。在 CT 图像上腰椎间盘膨出表现为超出椎体边缘均匀光滑对称的软组织密度影，轮廓完整，其后缘呈凹陷状，也可隆突。硬膜囊前缘变平，或有浅压迹。

腰椎间盘突出，分三型：①中央型，指位于中线者；②侧后型，指位于中线两侧椎管内者；③外侧型，指突出的中心位于椎管外者。

三、MRI 表现

MRI（核磁检查）可以说是影像学中的重大进展，在非侵入性和无放射性损害中以往任何检查手段都无法相比拟的，其对人体组织结构的影像显示，较 CT 检查更为确切和真实。MRI 检查对椎间盘突出症的诊断具有重要意义。通过不同层面的矢状面影像及所累及椎间盘的横切位影像，可以观察病变椎间盘突出的形态及其与硬膜囊、神经根等周围组织的关系。

1. 在 T1WI 椎间盘呈息肉样或半圆形自正中或后外侧突入椎管，其信号强度与该变性椎间盘相同，与高信号强度的硬脊膜外脂肪及低信号强度的硬脊膜囊形成鲜明对比。在 T2WI 突出物与高信号硬脊膜囊内的脑液对比清晰。

2. MRI 矢状面图像便于证实及定位髓核碎片，位于椎间隙的上或下方。

3. 髓核疝出的上下可见线形高信号，是硬脊膜外静脉丛受压使血流缓慢所致。

4. 平扫 CT 易将联合神经根或不对称的神经鞘与疝至侧隐窝内的髓核相混淆，而 MRI 可清楚证实神经周围有脑脊液间隙，借以区别于疝出的髓核。

5.椎间盘变性正常椎间盘随年龄含水分减少而胶原纤维增多，MRI 反映椎间盘信号逐渐减弱且不均匀，椎间隙可变小，T2WI 上早期变性表现为髓核信号逐渐减弱。

四、腰椎间盘突出的影像学表现与临床结合的有关问题

CT、MRI 等现代诊断技术的应用，使腰椎间盘突出症的诊断有了更加客观的依据。但临床医生不能过分依赖影像学检查，辅助检查必须结合患者的病史和查体体征的变化。单凭 X 线、CT 显示椎体后缘骨质增生、椎间盘突出或膨出都不能完全诊断"腰椎间盘突出症"。即使 CT 和 MRI 发现有神经根受压也不能确立诊断，影像学上的变化必须与临床症状相符合才能确立诊断。如果影像学上有腰椎间盘突出或膨出，但缺乏相应的临床症状或体征，此时盲目手术，可能疗效不佳反而会增加患者的痛苦。

◎ 大夫，久坐伤腰，我该怎么办？

大家都知道"久坐伤腰"，但是在现实生活和工作中，我们往往不得不久坐。

其实大家每天坐着的时间比想象中要多得多。我本人在医院工作，紧邻金融街，这里的工作人员大部分是白领，多数人都需要长时间坐着用电脑。长期坐位工作导致腰部疼痛的人特别多，为此来医院就诊的人也特别多，有的人因为腰痛还要在上班的间隙来治疗。就说我吧，每天8个多小时的出诊时间大部分都需要坐着，一日三餐要坐着，陪孩子写作业要坐着，等孩子睡着了晚上自己接着干活还要继续坐着。一天24小时算下来至少有12个小时以上的时间都是坐着的，所以我偶尔也会有轻微的腰痛，因为自己会进行腰部调整，故而没有腰痛反复发作的情况。

中医讲"久坐伤腰"，在我们不得不久坐的时候，怎么坐才能不伤腰呢？这恐怕是大家最关心的问题。

医生说： 久坐伤腰，但只要掌握合适的坐姿和调整方法，我们就可以将这种危害性降低。

久坐伤腰，伤的是筋骨，我们中医讲究的是筋骨养护。筋骨病多来源于日常生活的不良姿势，腰伤来源于久坐，那我们就先从"坐"上下功夫。

改善坐姿是腰部筋骨养护的关键，我们首先需要选一把合适的椅子。椅子的重要性对于维持好的坐姿不言而喻，但一把合适的椅子绝不等同于一把贵的椅子。

下面先来看看几种常见的错误坐姿。

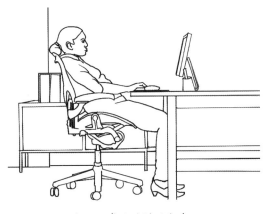

图 42　常见的错误坐姿一

上图这种椅子在办公室很常见（见图 42），它的靠垫是活动的，和"摇摇椅"似的，刚坐上去确实感觉非常舒服，但坐时间长了，腰部为了寻求支撑就会主动向后靠，此时臀部必然前移，就会出现上面的这种坐姿。而这种"后拱"的姿势，类似于半躺，恰恰与腰部正常的生理曲度相反（腰部的正常生理曲度是向前凸的），长时间维持这种姿势容易导致下腰部的疼痛。

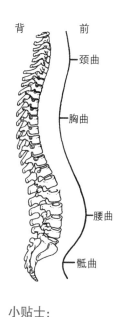

背　　　前
—— 颈曲
—— 胸曲
—— 腰曲
—— 骶曲

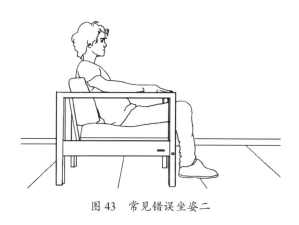

图 43　常见错误坐姿二

再看上面这把椅子（见图 43），在休闲餐厅、茶座等"老地方"都非常常见。它的后部靠垫虽然是固定的，但座椅的进深（从座椅前端至后部靠垫的距离）过长，而坐者的膝臀距离相对过短，为获得腰部支撑，腰部自然后靠，同样出现"半躺"似的情况，腰部出现向后的"C"字形不良姿势，导致腰部受力增大。

医生说：半躺似的坐姿会将腰后侧肌肉拉长，腰肌力量减弱，前侧肌肉短缩，腰部前侧深层肌肉紧张，可导致腰部疼痛。

小贴士：

　　正常腰椎的生理曲度是向前凸的。

我曾经治疗过一位 30 多岁的女患者，她有很长时间的腰痛病史，并且经常发作，尤其是在一天工作后腰痛加重明显，没有神经受压出现腿疼、腿麻的情况。她因为腰痛经常做按摩治疗，按一按腰痛就能有减轻，但很快又再次出现。我进行手法治疗后虽然症状有所改善，发作的时间间隔也明显拉长，但症状改善并不彻底。我考虑可能与她的工作或生活方式有关。我观察她是属于那种小巧精干的职业女性，个子比较矮，所以一直穿着很高跟的鞋，考虑到她的体型和久坐的情况，我便询问她平常坐姿的问题：

"你的椅子后面有靠垫吗？"

"有靠垫。"

"你在腰不后仰的情况下能靠着靠垫吗？"

"没问题。"

"你的靠垫大不大，大致放在什么位置？"

"靠垫不大，我自己买的，就顶在腰带的位置，顶上就觉得舒服点。"

"你坐着的时候，整个脚能平放在地面上吗？"

"要是不往前坐，脚不能完全落实。"

"你要是脚落实，腰部是不是就靠不上靠垫了？"

"是的。"

"你这样吧，如果椅子不能降低，你就在座椅前面放个脚凳，或者垫点东西，保证腰靠着靠垫的情况下双脚能落实就行。你用一段时间再观察一下腰痛的情况有没有改善。"

"好的。这与腰痛有很大的关系吗？"

"可能会有吧，脚要是不能自然平放在地上，脚落不实的情况下，对腰部的肌肉筋膜也是有牵拉力的影响的，腰部受到的负荷就会增大，久而久之就容易出现腰痛。你先按照我给您的建议调整一下，咱们先试试看。"

就这样，她按照我说的进行了调整，再经过两次手法治疗，情况真的是有了明显的改善，很少出现腰痛的问题了。有些人之所以经常反复出现身体某个部位的疼痛，一定要考虑身体是不是存在在工作生活中不合理使用的问题。上面这位病友由于工作环境的问题，是不会主动去找个脚凳或调低座椅的，即便身体开始有些不适，也会尽量去克服，这样长久的姿势伤害就会导致一些慢性的筋骨病，而作为医生若不仔细分析询问，或者医患关系不能实现流畅的沟通，这样的问题是很难得到解决的。而且由于长时间的腰痛，也可能会进一步导致患者情绪改变、消化异常，甚至月经不调等，进一步导致整个身体处于亚健康的状态。中医看病，考虑的问题可能就是多那么一点点，从一个细节看整体，从

小贴士：

多数筋骨病都能在生活中找到相应的根，一定要注意调整。

一个起点看发展，抽丝剥茧，环环相扣！

另外，再好的腰，也禁不住你使劲地造啊！所以"久坐的腰"一定要注意保健。

"久坐伤腰"，我们在久坐之后一定要注意休息，起来活动一下，同时做一些腰部的保健动作。

腰部有很多的保健穴：

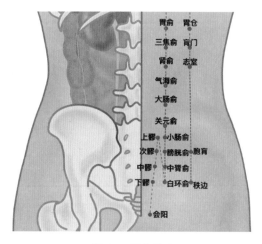

图 44　腰部腧穴

我们可以自己搓搓八髎穴：

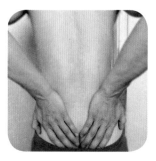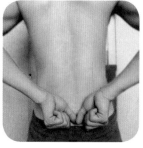

图 45　双手叩击或搓揉八髎穴

或者把一个球（可以是网球）放在腰后，上下左右在腰部进行滚动，若出现酸痛的点，可以停留一下，每次时间约5分钟。

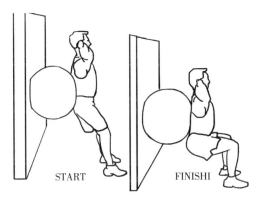

图46 把球放在腰后滚动

附：如何选择一把合适的椅子

那我们应该选择什么样的椅子呢？有下面几条建议：

1.有靠背，靠背最好是固定的。

2.在使用靠垫时，靠垫的位置中心正好位于腰带的位置。

3.座椅的进深不宜过长，当舒适地坐直时，膝盖后侧正好在椅子的边缘，而腰部不用后仰就能得到靠垫的支撑。

4.椅子的高度合适，能让双足平放于地面。

◎ 有病别大意

表妹从廊坊打来电话："姐夫，我表婶的腰有点疼，最近腿还有点肿，是不是腰椎间盘突出了？你看吃什么药呢？"

"腿肿一般跟腰没有什么关系，你说的腿肿是哪里腿肿？你先问问是大腿、小腿还是脚踝？什么时候开始肿的？有没有别的地方不舒服？"

"我看过了，大腿肿，小腿也有一点肿，脚踝不肿，已经肿了一个多月了，抹了一点消肿的药没有什么效果。没有别的地方不舒服。"

"有没有心慌、胸闷或者乏力的情况，有没有小便的问题，是一条腿肿，还是两条腿肿？"

"没有心慌的问题，小便也没有问题，就只有一条腿肿。"

"这么说也说不清楚，我必须要看一看，腿肿的问题很多，有心脏的问题，有肾脏的问题，有下肢血管循环的问题，还有可能是局部关节的问题，你这样描述是说不清楚的，你还是先抓紧到附近的医院看一下，过几天我们见面时我再仔细看看。没诊断清楚用不了药。"

"她已经肿了很长时间了，你就先随便弄点消肿的药呗，等你来了再看,行不?"

　　"肿了很长时间了为什么还不看?'随便'开不了药,你就按我说的办吧。"我有点生气。

　　看病并不是个简简单单的事情,没有足够的信息支持,漏诊误诊的概率非常大。但我们总会看到一些媒体为了吸引眼球,报道得了一个感冒花了多少多少钱,医生是如何不负责任,做了多少检查,最后也没能把病治好。这样的报道往往具有很好的新闻效应,能够引起大家的共鸣。这是因为普通人对医疗知识的缺乏,他们总认为一个简单的疾病,花了很多钱病还没治好是一件很难理解的事情。殊不知有些疾病,即使是看似普通的感冒也并不简单,需要与很多疾病相鉴别,如果大家有兴趣去看看内科学关于鉴别诊断的书的厚度,就会感叹疾病诊断的复杂性!

　　比如2003年严重急性呼吸综合征(SARS)刚出现的时候也是被众多医生当作普通感冒进行治疗的,直到经过大量的医学家、科学家的共同努力,投入了巨大的财力后才认识到这是一个新的病种。

　　医生为了把一个疾病诊断清楚,就可能需要做一些辅助检查,这是不可避免的一笔费用。简单的感冒也可以引起心肌炎、肺炎等并发症,一旦出现就会有不少的花费。治疗费的多与少以及是否合理的问题，只有在完全了解整个疾病诊治过程后才能做出评价。我虽然是一名专业的骨伤科医生，一般也不敢随便评价其他医师对一些常见病的治疗方案。因为看病不是买菜，人也不是商品，对于社会中的人，医生制订治疗方案除了考虑患者疾病本身的情况，还要考虑患者的心理，他的风险意识，他对医生的信任程度，他的经济承受能力，他的配合程度，等等。就以腰椎间盘突出症而言，有的医生选择的治疗方式是吃药输液，有的选择理疗康复，有的选择手法治疗，有的考虑微创手术治疗，除了一些界限明确的治疗方案，多数情况下并没有绝对的对与错之分。不具备任何医学知识的媒体记者，往往通过一面之词就妄加评论，有时十分可笑，有时别有用心。

医生说：看病不是简单的事情，基于医学的复杂性，医生考虑得往往更多，有时会被误解，但请信任他们的关切。外行人不说内行话，对待不满意的治疗多一些了解再发表意见，不要被"断章取义""别有用心"者所误导。

一周后，家庭聚会，我见到了那位远房的表婶。

"婶，你怎么不舒服？"

"我右边大腿有点肿，别的也没有什么不舒服。"

"您躺下我看一下。"

"需要露出来吗？"

"是的，必须露出来，我必须能够看到，我需要摸一下。"

几年前我曾经接诊过一位由父亲陪同就诊的小姑娘，姑娘 17 岁，摔伤后出现尾骨疼痛，没有别的不适症状，拍完片子也没有见到尾骨骨质损伤或脱位的情况，因为涉及部位比较敏感，本想外伤史也明确，考虑软组织损伤给点外用药。但考虑到"暴露"原则，我坚持检查局部，结果出乎意料，局部根本就不是什么软组织损伤，而是一个"肛周脓肿"。类似的事情很多医生经历过，有些想起来还心有余悸。如何才能规避这样的风险，那就是坚守原则底线。

查体：右大腿外侧肿胀，大腿中部外侧可以摸到一个约 10cm×10cm 的韧性肿物，没有明显的界限，按压有明显的疼痛。右侧小腿及足部都没有明显的肿胀，髋关节、膝关节及踝关节都活动正常。

"在这个地方长这么大的一个肿物，而且与周围的组织边界也不清楚，活动度也不好。情况不太

小贴士：

虽然看病会有诸多不便，有时甚至涉及患者隐私，但"暴露"病患局部仍然是医者不能退守的原则。

小贴士：

身体表面的肿物如果与周围的组织界限不清楚，上下左右推一推，如果活动度不好，并且短时间内有大小、疼痛等变化，应及时就诊。

好。"我心里想。

"您什么时候发现这么大的一个肿物的？"

"都好几个月了，刚开始也不疼，最近长大了一点，开始有点疼了。你看是什么呢？听说你们医院外用消肿的药很有名，能弄点敷在上面吗？"

"婶，您这个不适合用消肿的药，你先做个 B 超检查一下，一定要做的，出了结果我明天给您再看一下。"

在我的一再强调下，第二天 B 超检查结果回报显示："实性肿物，内部血流量丰富，边界不清。骨肉瘤？建议进一步检查。"

这是一个非常不好的结果！

接下来需要进一步做其他辅助检查，进一步确诊，治疗也按照程序进行，确诊为"肉瘤"后进行化疗，最终患者在纠结与痛苦中右下肢完全截肢。我们全家扼腕叹息却又无能为力。

我始终强调一定要尽可能看到患者，尽可能倾听他们对于自己疾病的描述，尽可能仔细查体，以获得足够多的信息来支持我们的判断。不能做到仔细检查，有些时候是患者的不理解，有些时候是医生的松懈，更多的是医生的时间实在是太有限了。我当住院医师在门诊值周末班的时候，每天患者数量几乎都在 80 人次以上，每个患者能得到诊断和治疗的时间不超过6分钟，很多情况下医生都处于疲于应付的状态。连续开车超过4小时有疲劳驾驶强制休息的规定，真希望对医生也能有这样的规定，但显然这是不可能的。即使时间如此紧张，我们仍要查体，只为减少漏诊误诊。

医生说："防止疲劳驾驶制度"的执行是对驾驶员的保护也是对其他行人的保护，那么"防止疲劳应诊"是不是既是对医生的保护也是对患者的保护呢？我们是不是可以呼吁一下？

对于疾病的治疗，很多时候我们都有过无力的感觉。就表姊的病情而言，从医生的角度讲，我确切地知道"肉瘤"的严重程度，明确治疗方案就是"要想保命，就必须截肢"，但倘若事情真的在自己身上发生，我们还能如此镇定从容地得出结论吗？答案当然是否定的。医生对待自己（包括至亲）和对待一般患者在判断上是有所偏差的。我之所以坚信"医不自治"就是从给自己闺女看病开始的，我复位过上百例的桡骨小头半脱位（俗称小儿脱环），只有一例失败，就是自己的闺女。一般情况下我复位都是一次复位成功，只在须臾之间，而自己闺女桡骨小头半脱位，我复位3次竟然都没有成功，最后我甚至怀疑自己的诊断。其实我们情感的微妙变化就体现在手的力度的微妙变化。终归作为医生，我们只会站在医生的角度去思考和理解患者的痛苦，也唯有如此我们才能冷静地去思考疾病的诊断，给出合理的治疗，获得应有的疗效。

附：警惕腰痛的危险信号

一、下腰痛的病因

1.机械性的脊柱疾病：约占97%

腰肌劳损和扭伤（70%）。

椎间盘和椎小关节退行性变（10%）。

椎管狭窄症（5%）。

椎间盘突出症（4%）。

骨质疏松压缩性骨折（4%）。

椎体前移（2%）。

外伤性骨折（＜1%）。

先天性疾病（＜1%）：严重脊柱后凸、脊柱侧凸、椎骨滑脱。

2.内脏疾病：约占2%

盆腔疾病：前列腺炎、子宫内膜异位、慢性盆腔炎性疾病。

肾脏病：肾结石、肾盂肾炎、肾周脓肿。

胃肠疾病：胰腺炎、胆囊炎、穿透性溃疡。

主动脉瘤。

3.非机械性：约占1%

肿瘤（0.7%）：多发性骨髓瘤、转移性肿瘤、淋巴瘤或白血病、脊髓肿瘤、原发性脊柱肿瘤。

脊柱关节炎（0.3%）：强直性脊柱炎、银屑病关节炎（脊柱型）、赖特综合征、炎性肠病。

感染（0.01%）：骨髓炎、化脓性椎间盘炎、椎旁脓肿、硬膜外脓肿。

二、下腰痛的鉴别与警示信号

1.各种疾病表现的下腰痛特点

首先，要明确下腰痛的性质、部位、疼痛有无放射等。

强直性脊柱炎：臀区、骶髂区深部或腹股沟区隐痛或钝痛。

腰椎退变、慢性劳损：多表现为酸痛。

脊柱肿瘤：多为剧烈性灼痛和夜间痛。

椎间盘突出：多为下腰部放射痛、间歇痛、钝痛。

椎管内病变：导致的疼痛经常是运动痛。

椎管外病变：疼痛特点是静息痛（如肌肉

小贴士：

疼痛是下腰痛的主要症状之一，各种疾患表现的疼痛有不同的特点。

劳损)。

2.要注意姿势及日常活动对症状的影响

椎间盘突出：前倾位缓解，喜屈髋、屈膝和侧卧位，打喷嚏、咳嗽或吸气动作时症状加重。

腰椎骨质增生症：平卧、背靠沙发或躺椅上可减轻。

肿瘤或感染：平躺后症状不能缓解。

强直性脊柱炎：多活动后缓解，休息加重。

3.提示下腰部严重的潜在疾患的关键点标为"红旗"

提示椎骨骨折的"红旗"：有创伤史；长期服用激素；年龄大于 70 岁。

提示肿瘤或感染的"红旗"：①有肿瘤史：无法解释的体重减轻。②免疫抑制剂：静脉注射毒品。③休息后加重的疼痛：发热；年龄大于 50 岁。

提示马尾综合征的"红旗"：①膀胱功能障碍：尿潴留；充盈性尿失禁。②肠功能障碍：肛门括约肌张力消失；大便失禁。③鞍区麻痹：全面性或进展性的运动神经性无力。

◎ 惊险的腰痛

医生说：平日里给患者看病，我总是小心谨慎，用"如临深渊，如履薄冰"来形容一点都不过分，而且都说大夫当得越久，胆子也就越小。真的是这样！

上午门诊，进来一位女性患者，24 岁，由家人陪同就诊。一位男性家属用轮椅将她推入诊室。她坐在轮椅上，表情很痛苦，双手抱着左侧膝关节，左髋关节屈曲蜷缩着。

"您怎么不舒服？"

"我腰疼，腿也疼。"

"多长时间了，怎么引起来的，有什么原因吗？"

"腰痛 2 周了，腿疼了 3 天，我也不知道怎么就开始腰痛了，没有什么特别的原因。"

"你的腰痛是越来越重了吗？"

"是的，之前我也就间断腰痛，这 3 天开始出现腿疼了。"

"有腿麻的情况吗？"

"没有，就是疼，不麻。"

"这两周看过吗？"

"3天前，在某医院看过，照了个片子，说没什么问题，就是腰部'筋膜炎'，开了一点贴的膏药，也不管用，腰还是疼，一点也没有减轻。"

"怎么疼得这么厉害呢？没有扭过腰吧？以前有过吗？"

"没有扭伤，以前偶尔有腰痛，都没有这么重过。"

"你能挪到这边的凳子上来吗？我需要检查一下。"

姑娘一手扶腰一手撑着腿，慢慢挪到诊室的方凳上。

查体：腰部前倾的体位，双侧的腰肌紧张明显，髂后上棘及腰方肌髂嵴止点处明显的压痛，腰部活动明显受限。

初步判断存在臀上皮神经炎卡压的情况（臀上皮神经卡压引起的腰痛是许多人腰部疼痛的常见原因）。我用拇指将疼痛的地方稍稍松解了一下，想减轻她腰部的疼痛，好让她可以更容易挪到检查床上以便我做进一步的体格检查。

手法松解约1分钟后，她的腰痛已经有所减轻，能够自己扶着轮椅扶手站起，我便让她起立活动，她仍不能行走，左侧的髋关节、膝关节仍然不敢伸直着地。

在我和男家属的帮助下，我让她平卧到检查床上。

"大夫，我的肚子也有点疼。"

就是这样一句话，我突然意识到这可能不是一个简单的腰痛患者。我的精神一下子警惕起来。

"你的月经正常吗？最后一次月经什么时候来的？"

"月经正常，上次是7月8号来的（就诊时间是8月1日），这次应该是8月5号来，还没来呢。"

我看了一下她的腿，正准备做直腿抬高试验（我首先考虑是不是腰椎间盘突出）。

"你的腿怎么这么肿，什么时候开始肿的？"

"已经肿了3天了。"

查腹部、小腿：腹部肌肉紧张，小腹有压痛。左侧下肢皮肤的颜色较右侧皮肤颜色加深，皮温降低，左小腿轻度肿胀，霍曼征检查阳性（就是捏小腿后侧的肌肉有明显的疼痛），足背动脉减弱。

小贴士：

霍曼（Homan）征的检查方法：让患者仰卧或俯卧，自然伸直下肢，并略抬高，检查者用手握住患者足部用力背屈而牵拉小腿腓肠肌，如出现下肢后方绳索样紧硬疼痛，即为阳性。说明存在下肢深静脉血栓形成，系深静脉血栓、炎症与周围组织粘连所致。

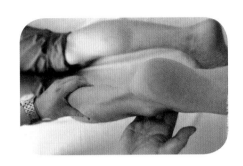

图 47　霍曼征检查

"你是不是有什么情况没有跟我说！"

她犹豫了一下，似乎有所顾虑。

"大夫，我几个月之前做了一个人流，之后就总是间断腰痛，是不是跟这个有关我也不知道。"

"你下来吧，赶紧先去做个 B 超，腹部和下肢的血管一起查。注意腿千万不要随便乱动了，做完就抓紧回来。记住了？"

漫长的等待。

服务台叫我，说 B 超室有电话。

B 超室王主任说："你的那个超下肢血管的女孩，是个下肢深静脉血栓，挺长的一个栓子，都堵到髂静脉入口处了。我让她带着报告找你去了。"

一阵冷汗。

医生说：临床大夫永远不知道下一个坑在什么时候，有些是小坑，漏诊误诊不会造成什么太大的影响；有些却是大坑，漏诊误诊可能会有严重的后果。

5分钟后患者和男家属推着轮椅回来了，检查结果显示："1. 盆腔积液。2. 宫腔内高回声团，考虑人流术后？残留可能？ 3. 左侧髂静脉入下腔静脉口处至腘静脉静脉血栓形成。"

没有犹豫，嘱咐患者下肢不要乱动，抓紧时间转到血管外科行外科手术处理。

下肢深静脉血栓是什么？

下肢深静脉血栓是常见的周围血管疾病，最常见的临床表现是一侧下肢突然出现肿胀，患侧下肢静脉血栓形成后患者局部感到疼痛，行走时加剧，轻者局部仅感沉重。它多见于产后、盆腔术后、外伤、晚期癌肿、昏迷或长期卧床的患者。一旦血栓脱落可致肺栓塞，而肺栓塞就是与骨伤科密切相关的非常凶险的并发症之一。栓塞是指肺动脉或其分支被栓子阻塞所引起的一个病理过程，其诊断率低、误诊率和病死率高。据文献报道，美国每年发生肺栓塞65万人，死于肺栓塞者达24万人；英国统计每年发生非致命肺栓塞4万人，因肺栓塞致死的住院患者2万人左右。有学者认为80%～90%的肺栓塞栓子来源于下肢静脉血栓，尤其是在溶栓治疗过程中栓子脱落的概率更高，大的栓子可导致患者在几分钟内死亡。有报道称，髂股静脉血栓引起肺栓塞的死亡率高达20%～30%。

小贴士：

一个惊险的病例再次证明临床查体是何等的重要，"漏诊误诊总在一瞬间"，临床中我们一定不能少的就是"风险意识"。

　　腰背痛，可不仅仅就一定是腰背的事，它与很多外科疾病相关，比如常见的肾结石等；与很多妇科疾病相关，比如子宫肌瘤、痛经等；与很多皮肤科疾病相关，比如带状疱疹等；与很多呼吸系统疾病相关，比如呼吸系统的转移瘤等；与很多肛肠疾病相关，比如并不少见的结肠癌等。这些都需要我们认真地去倾听，去检查，去思考。但我们难以做到"无米之炊"，作为临床大夫，需要患者的理解，医患的配合，给医生以充分的疾病信息。那些隐瞒病情（或者自以为是地认为与疾病无关而隐瞒）的行为只会增加临床医生判断的难度，甚至会让医生的诊断误入歧途。我无法预测这位姑娘在我手上漏诊误诊会出现什么样的后果，也许什么事情也没有，她继续到多家医院就诊，也许年轻的生命突然消逝。倘若她出现了可怕的情况，我的生活也会受到巨大的影响。在共同面对疾病方面，我们是有共同目标的战友，在社会关系上，她的健康牵连着我的生活、幸福。我们作为患者或者医生其实都应该明白：理解彼此、共同御敌，才是真正的医患关系。

附1：腰部的锻炼之腹斜肌

谁没有过腰痛呢？对于久坐办公室疏于锻炼的我们来说，有的人一起身腰就动不了了，有的人刷牙过程中腰就动不了了，有的人咳嗽一声腰就动不了了，真是防不胜防，看似强壮的"水桶腰"真的是"弱不禁风"啊。老百姓俗称的"闪腰"，在门诊时时可见。治疗不外乎休息、吃药、手法、针灸、拔罐、理疗等，其实增强腰部肌肉力量，增加腰椎的稳定性才是治疗之本。

小贴士：

治疗腰痛的根本是增强腰部肌肉力量，增强腰椎的稳定性。

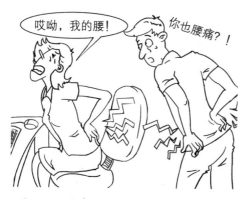

图48 因为有了腰痛，我们有了共同语言

小小的"闪腰"发作的时候究竟又能有多痛呢?

有多痛?你还是不要开这种玩笑吧!它可以让强壮的大汉应声倒地,痛不欲生;也可以使年迈体弱的老人卧床不起,夜不能寐。为了不受这样的痛苦折磨,我们必须尽快减轻疼痛的症状,并要找到能避免反复发作的方法。

在伤科治疗中我们发现,很多急性腰痛的罪魁祸首就是腹斜肌。

这样剧烈的腰痛居然是由一块肌肉引起的?

是的,简单的肌肉损伤同样可以引起剧烈的疼痛,腹斜肌损伤确实是导致部分急性腰痛的原因。

腹斜肌是什么呢?因为涉及专业的解剖知识,我们就简单描述一下吧。它就是腹部两侧柔软的部位,前面可以一直到腹股沟的前侧,后面一直连接到髂骨,如下图所示。(图 49)

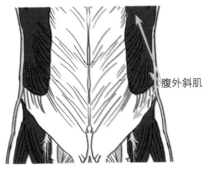

图 49　解剖图上显示腹斜肌的位置

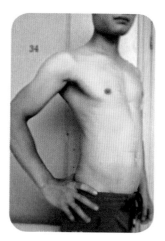

图 50　右手叉腰上方就是腹斜肌的位置

　　腹斜肌就是腰部两侧比较柔软的部位，也是容易出现伤病的部位。腹斜肌是腰部主要的旋转肌，它有保护内脏、维持腹压和弯腰的功能。

　　腹斜肌损伤是腰扭伤最常见的类型，日常生活中十分常见。在我们搬、抬、提、拉的动作中，胸廓和骨盆发生相对扭转，就可能发生腹斜肌损伤，以下是容易发生腹斜肌损伤的情景。（图 51）

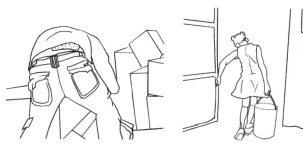

A　俯身弯腰搬重物　　　　B　单手侧身提重物

图 51　容易发生腹斜肌损伤的情景

急性或慢性的腹斜肌损伤都可以通过中医伤科的手法进行治疗。拨筋通络的手法操作虽然非常简单，但它是建立在医生对损伤肌肉和解剖结构的改变了然于胸的基础上，需要医生有精准的手感和扎实的手法基本功。

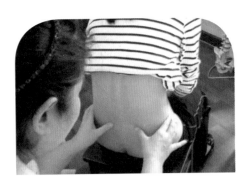

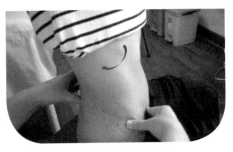

图 52　闫喜换老师操作"拨筋通络"手法

腰部锻炼的方法比较多，但一定要有针对性，还不能带来副损伤。简单、安全、有效、实用、可操作性强的锻炼方式我们都喜欢，但所有的锻炼都需要坚持才能获得效果。

医生说：腰部保健的方法有很多，提高腰部柔韧度的同时，一定要增强腰部的肌肉力量，腰椎的稳定性与灵活性一定要兼顾。现在一些以拉伸松动关节为目的的锻炼方式非常流行，比如瑜伽等，运用得当，对腰部功能改善大有裨益。但如果本身腰部肌肉力量较弱，关节稳定性差，过度拉伸反而不利于腰椎的稳定，因此不建议进行过度拉伸锻炼。

腰椎不稳的患者应当以增强肌肉力量，加强关节的稳定性为主要锻炼目的。

推荐锻炼腹斜肌的方式：卧位交叉卷腹

目标锻炼部位：腹外斜肌。

起始位置：躺在地板上，膝盖弯曲，左脚着地，右脚搭在左膝上（像跷二郎腿一样），头颈部放松，左手放在头侧面，右手放在左侧腹部旁边的地板上。

动作过程：腰部一定要紧贴地面，注意力集中在腹部，收紧腹肌并卷起身体，使左肩向右膝方向移动。尽量卷起背部到达顶点停留一秒！

然后，慢慢降低背部到地板，使肩膀和地板接触，重复。当你完成一组动作时，调换位置，将左腿搭在右膝上，做相同的练习。

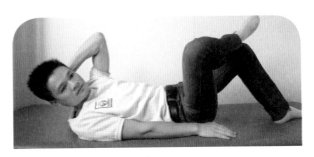

A 起始位置

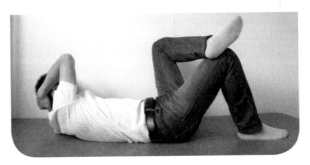

B 动作过程

图 53 卧位交叉卷腹

小贴士：

推荐卷腹，不推荐仰卧起坐。

卷腹是躯干屈曲的动作，活动幅度较小，主要由腹部肌群参与，而且在操作的过程中一定要放松颈部及肩部的肌肉，依靠的是腹部的肌肉力量完成动作。传统的"仰卧起坐"是以髋关节为轴心做运动，由髋关节和躯干的共同屈曲来完成，且活动幅度较大，髂腰肌、股直肌、腹部肌群都参与运动。两者的区别在于：卷腹，髋关节不动；仰卧起坐，髋关节有活动。由于髋关节的活动，会使连接在胸椎第12节、腰椎1～5节到大腿股骨之间的髂腰肌得到强化后距离缩短，长久下去会形成腰椎往前弯曲、骨盆前倾。这一不正确的身体姿势会使腰背压力增大，导致腰背痛。

附 2：腰部锻炼之腰方肌

说起腰痛，人们第一时间会想到腰椎间盘突出，但经过调查，事实并不是这样，其实 96% 以上的腰痛不是由于腰椎间盘突出引起的，真正由腰椎间盘突出引起的腰痛只占不足 4%。腰痛的原因多种多样，肌肉损伤、筋膜炎症、皮神经卡压、小关节紊乱、椎管狭窄、椎间盘突出等都可以是产生腰痛的原因，并非仅仅是某一个固定的单项因素导致疼痛发生。腰痛是由多方面的组织损伤引起疼痛的结果，比如腰部肌肉损伤后会产生一系列的炎症因子，再通过化学成分刺激周围的神经，可引起腰部的放射性疼痛。所以腰部的疼痛来源复杂，临床评估应该详细而准确。

在众多因素中，肌肉损伤是导致腰痛的重要原因，而且肌肉损伤后可引起一系列的临床反应。长期的肌肉损伤、肌肉痉挛除了可导致腰痛，还可以引起腰椎不稳，椎间盘突出，脊柱侧弯等改变。增强腰部的肌肉力量与协调性是保养腰椎的重要手段之一。

小贴士：

腰痛是由多方面的组织损伤引起疼痛的结果。其中，肌肉损伤是导致腰痛的重要原因。

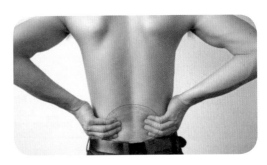

图 54　腰方肌的位置

　　常见腰部损伤涉及的肌肉有腹斜肌、腹直肌、腰大肌等，这里我们着重阐述腰部重要肌肉之一——腰方肌。腰方肌是腰部最重要的稳固肌肉，可以维持腰椎的正常生理曲度。它连接腰部与骨盆，具体作用包括稳定腰椎，提供腰椎侧屈、腰部伸展的动力，并参与髋部运动、被动呼气和骨盆固定时躯干向同侧旋转的活动。当腰部损伤时，常常会引起腰方肌的代偿收缩，时间一长，可引起腰方肌的疲劳性收缩而产生一系列的代偿，出现脊柱侧弯的同时可慢慢出现疼痛等症状。

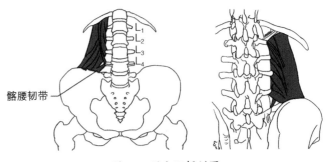

图 55　腰方肌解剖图

腰方肌的损伤可分为慢性劳损和急性损伤。一般慢性劳损多见于有长期弯腰体位的工作者，也可见于久坐办公的人员。因为腰椎长期屈曲位，造成腰方肌被拉长而出现慢性劳损。脊柱侧弯或长期单侧卧位，长期躺在软床中，以及胸椎灵活性减低，腰部活动增加，腰肌压力过大，也可以导致腰方肌慢性损伤。腰方肌出现急性疼痛往往是因弯腰的同时在一侧拉或抬东西，或与摔倒、车祸造成严重身体创伤有关。因突然的姿势不正常发力，导致腰方肌肌纤维拉伤是比较常见的原因，此时比较明显的是腰方肌部位深层按压痛，通过一段时间的休息可以缓解疼痛。如果肌肉拉伤比较严重，通过休息不足以缓解疼痛，后期的炎症因子会刺激周围组织引起腰部疼痛加重，或者腰部疼痛迁延不断。

小贴士：

　　长期弯腰或久坐可导致腰方肌损伤。

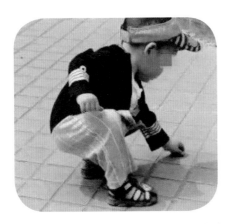

图 56　腰方肌常见的受伤姿势，但小孩不会受伤的

腰方肌损伤后疼痛可沿髂嵴放射至相邻的下腹部，也可延伸至腹股沟上外侧，可引起股骨大转子和大腿外侧的牵扯痛，可引起骶髂关节的剧烈牵扯痛。如果两侧的腰方肌都有损伤，造成的疼痛可延伸至整个骶区上部，甚至臀部下方的牵扯痛。引起疼痛的原因更多的是腰方肌周围筋膜过于紧张，引起腰部大范围的疼痛，患者通常不能具体定位腰部疼痛的位置。

3种腰方肌的运动锻炼治疗

1.腰方肌牵伸锻炼 患者俯卧位（或者侧卧位），操作者一手按于骨盆处，一手交叉按于肋骨处，用身体的重心，对患者的髂腰肌进行牵伸，维持10～15秒，做3～5次。在操作的时候，应该注意根据腰方肌的三条纤维的不同走向进行牵伸，以充分牵拉腰方肌的纤维。

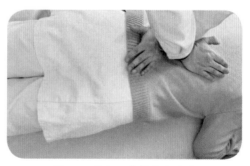

图57　腰方肌牵伸手法治疗

2. 腰方肌自我拉伸锻炼 对于腰方肌导致的疼痛，很多患者很难第一时间找到专业的人员进行治疗，那么依靠自己的拉伸锻炼就显得很重要。操作方法：拉伸侧置于下方，腿伸直，上侧腿做屈曲状，用手支撑自己的躯干侧屈，以牵拉腰方肌，然后维持 10 ～ 15 秒，做 3 ～ 5 次。注意在自我牵拉的时候，应该保持呼吸自然，放松身体其他肌肉，以免过度紧张拉伤腰方肌。

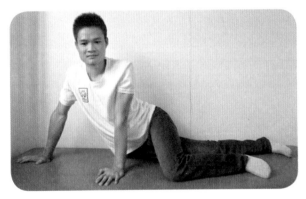

图 58 腰方肌自我拉伸锻炼

医生说：图中（图 58）这种自我拉伸的方式还是比较方便的，但操作的要点是一定要缓慢拉伸，避免暴力，不能引起疼痛，否则可能导致肌肉拉伸并反射性引起肌肉痉挛。

3. 腰部核心肌群锻炼 腰部核心肌群包括围绕在腰部的重要肌群，是维持腰部的稳定性，以及腰部活动的主要肌群。通过腰部核心肌群的锻炼，可以预防腰部的扭伤，或者预防腰部无力而出现腰方肌等其他肌群的代偿性收缩，从而预防腰部疼痛。

具体的腰部核心肌群锻炼很简单，最平常的核心肌群锻炼包括平板支撑、悬吊训练（SET）核心锻炼、瑜伽球核心锻炼等。

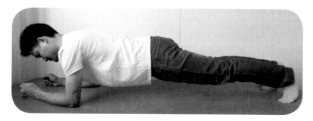

图 59　平板支撑

◎ 后 记

《捉腰记》这本科普小书，希望能为腰痛的朋友提供帮助，尤其是在选择合理的治疗方式，以及正确进行腰部的养护方面。

腰痛是一种常见的筋骨病，与我们的生活息息相关。本书从分析容易导致腰痛的原因出发，让读者了解一些导致腰痛的危险因素，建议读者"未病先防"，并在一些常见而容易被忽视的问题上提出了自己的见解。比如"如何选择一把合适的椅子"，这体现了中医"治未病"的理念；如果腰痛已经出现，则要避免陷入认识和治疗的误区。既要重视治疗，又要避免过度治疗。书中对目前普遍存在的"腰椎间盘突出"诊断的滥用，各种治疗方法鱼龙混杂，以及医患之间沟通障碍等现象都进行了评述，并从作者的角度提出了合理就诊的建议。《捉腰记》这本书所关注的重点是腰痛患者的自我康复，因此对"导致腰部疾病的错误姿势""腰背肌锻炼""腰部的保健"等涉及腰部锻炼的内容进行了详细论述。这些康复方法如果得到合理的实施并长期坚持，对增强腰部的稳定性，改善腰痛症状都非常有益。鉴于中医伤科手法在慢性腰痛治疗中的良好效果，本书对中医手法的治疗作用和适应证进行了论述，推崇中医手法治疗的同时也鼓励进行中医针灸、拔罐等综合治疗。在腰痛的预防和治疗中，药物的使用也是很重要的内容。药物疗法中西医都强调个体化的治疗，尤其是中医更强调整体观与辨证论治，专业性更强，作为一本科普著作，本书不将其作为重点。

在整本书的书写过程中，我有一种不吐不快的感觉。待完稿出版，却又觉得还有很多的内容没有说得很透彻，请读者谅解，姑且留待后续完善吧。

腰痛虽然常见，但也只是筋骨病的一种。关于筋骨病防护的核心理念，作者有句话与读者分享、共勉：筋骨病来源于生活，也伴随着我们的一生。意识改变姿势，习惯已成自然。

郑移兵

2020 年 4 月

◎ 参考文献

［1］黄桂成,王拥军.中医骨伤科学［M］.北京：中国中医药出版社,2018.

［2］胡有谷.腰椎间盘突出症［M］.北京：人民卫生出版社,2011.

［3］胥少汀,葛宝丰,徐印坎.实用骨科学［M］.北京：人民军医出版社,2012.

［4］高杨,姚冀,周俊杰,等.腰椎间盘突出症患者CT与MRI影像学特征及诊断价值分析［J］.中国社区医师,2020,36（01）：110-111.

［5］陈栋,陈春慧,胡志超,等.中国成人腰痛流行病学的系统评价［J］.中国循证医学杂志,2019,19（06）：651-655.

［6］王建兵,赵保礼.中药联合康复疗法治疗非特异性下腰痛的临床研究［J］.现代中西医结合杂志,2019,28（07）：732-735.

［7］漆舒娴,张宏,刘晓春,等.非特异性腰痛的中西医康复治疗现状［J］.按摩与康复医学,2019,10（01）：49-52.

［8］王波.理筋正骨手法治疗慢性非特异性下背痛的机制研究
　　　［D］.安徽中医药大学,2018.

［9］钱能,季力,张宏涛.临床体征和影像学检查对腰椎间盘突出
　　　症诊断价值［J］.影像研究与医学应用,2017,1（17）：
　　　71–72.

［10］杜江.近5年腰椎间盘突出症流行病学调查研究概况［J］.
　　　临床医药文献电子杂志,2017,4（28）：5529–5530.

［11］岳寿伟.腰痛的评估与康复治疗进展［J］.中国康复医学
　　　杂志,2017,32（02）：136–139.